Harald Wally – Energie ist alles

Harald Wally

energie

ist alles ...

... alles ist Energie

BUCHER

1. Auflage 2008

www.bucherverlag.com

Lektorat: Daniel Moser, Hohenems
Gestaltung: Bruno Reis, Hohenems
Druck: BUCHER Druck Verlag Netzwerk, Hohenems
Bindung: Eibert, Eschenbach / CH
Printed in Austria

ISBN 978-3-902612-98-4

Inhalt

Aloha

Hi guys,
just have fun!
Do the best,
the best for you!

Ich über mich?
Das kann Stunden und Tage dauern! Nur keine Angst, zu viel von mir zu erfahren! Vieles weiß ich von mir, das meiste glaube ich zu wissen, das andere glauben ohnehin die anderen von mir zu wissen! Seltsam?

Mein Leben – mein curriculum vitae – ist schnell erzählt:
Als Jugendlicher in den Siebzigerjahren ein erfolgreicher Fußballer, stoppten schwerste Knieoperationen meine Karriere Anfang der Achtzigerjahre. Drei Jahre lang saß ich „im tiefsten Loch“, das nicht zu stopfen war. Meine Eltern waren beide Volkschullehrer und daher erpicht darauf, dass ihre drei Söhne, Walter, Harald und Herbert, was Ordentliches erlernen und studieren.
Sie haben es leider nicht mehr in diesem Leben erlebt, da erst die Tochter meines älteren Bruders Walter studierte und mit Frau Magistra abschloss.

Ich habe „nur“ an einer Akademie meinen Sport- und Englischlehrer gemacht – langsam kam wieder „Leben“ in mein Leben und auch meine Beine begannen wieder, das Laufen zu lernen und zu lieben. So recht und schlecht „unterrichtete“ ich die 10- bis 14-Jährigen meistens nur – nach dem Lehrplan eben!
Alle anderen Versuche, „anders“ zu agieren, wurden sofort missachtet und für verrückt erklärt: „Das kannst du doch nicht machen.“ Für den Englischunterricht oder „Stoansteirischgermanaustralisch oder Woawoa“ musste ich immer einen Kassettenrekorder mit mir haben, ja, du hast richtig gelesen: Kassetten, keine CDs oder Computer! Wir werkten halt noch mit Hand und Fuß, anfangs auch noch ohne Kopierer.

Ich machte noch handschriftliche Lückentexte der Musikhitparade – fast jede Woche! Und manchmal sangen wir sogar die englischen Texte mit und füllten die Lücken! In jeder Englischstunde spielte ich meinen „kids“ englische „songs or stories“ vor! Die Kollegen sagten immer hinter vorgehaltener Hand: „Der spielt ja nur Musik die ganze Zeit ...“

Und im Turnunterricht dasselbe Trauerspiel – ja nicht zu viel fordern, die armen kids! Ich eckte überall an! Überall! Ich wusste damals schon, dass ich am richtigen Weg war, nur keiner war auf meiner Seite, offiziell natürlich! Wer fordert schon Verrückte und Spinner? Keiner nahm das Risiko auf sich!

Und GOTT sei DANK habe ICH dann das Handtuch geworfen – nahm die nächste Lehreranstellung einfach nicht mehr an! Wirklich, alle sagten wieder: „Du spinnst ja; du kannst doch nicht einen sicheren Job hinschmeißen!“ Und unter anderem hörte ich von Kollegen: „Denk doch an die drei Monate Urlaub – bezahlt auch noch – und die viele Freizeit!“
KEIN KOMMENTAR!!!

Nach zehn Jahren war dann 1995 meine Karriere als hochmotivierter Lehrer mit verrückten Visionen zu Ende.

Da ich wirklich viel Zeit – fast zu viel Zeit – hatte, nutzte ich sie auch! Ich machte eine Gesundheitsausbildung nach der anderen – Schifahren wurde wieder eine Herausforderung, Ausbildung zum Schilehrer und zahlreiche andere Trainerausbildungen, Sportmasseur-Lehrkurse, Entspannungstrainer. Ich erlernte den Beruf des Heilmasseurs, lernte in Persönlichkeitstrainings mehr über mich, absolvierte eine tolle Kommunikationsausbildung, Weiterbildungen in den verschiedensten Gebieten im Sport und Lifestyle, und vieles mehr!

Dann wagte ich den sofortigen Sprung ins kalte, sprudelnde Wasser der Selbstständigkeit, baute mehrere Vertriebe nebenbei auf. Mich interessierten immer mehr alternative Behandlungsmethoden, von Ost nach West, von Australien bis Hawaii!

Heute kann ich meinen Ideenkoffer öffnen und die passende Kommunikation mit Körper, Geist und Seele finden!

Im neuen Jahrtausend kam mir plötzlich die Erkenntnis: da liegt noch so viel Vergrabenes in mir, das es zu entdecken gilt:

Wo kommt die Energie her?
Wo kommt das Leben her?
Wo kommt das Lachen her?
Wo kommt das Lernen her?
Wo kommt die Liebe her?

Dieser neue Lebensabschnitt nach läppischen 40 Lenzen hat es in sich! Ich buchte Intensiv-Seminare, Persönlichkeitstrainings, konzentrierte mich auf „Fach-Gejammere“ mit Kollegen, Therapeuten und Ärzten ... Wenn es gelingt, Leidende aus ihrem Leid zu führen, ist das schon eine faszinierende Geschichte.

Filme wie „What the Bleep do we (k)now“, „The secret“, „Die Möwe Jonathan“, „Don Juan de Marco“, „Wie im Himmel“ oder „Hinter dem Horizont“ zeigten und bestätigten mir meinen Weg! Alles liegt in UNS und an UNS!
Allein der Glaube daran versetzt Berge und macht die Welt zu einer wunderbaren!

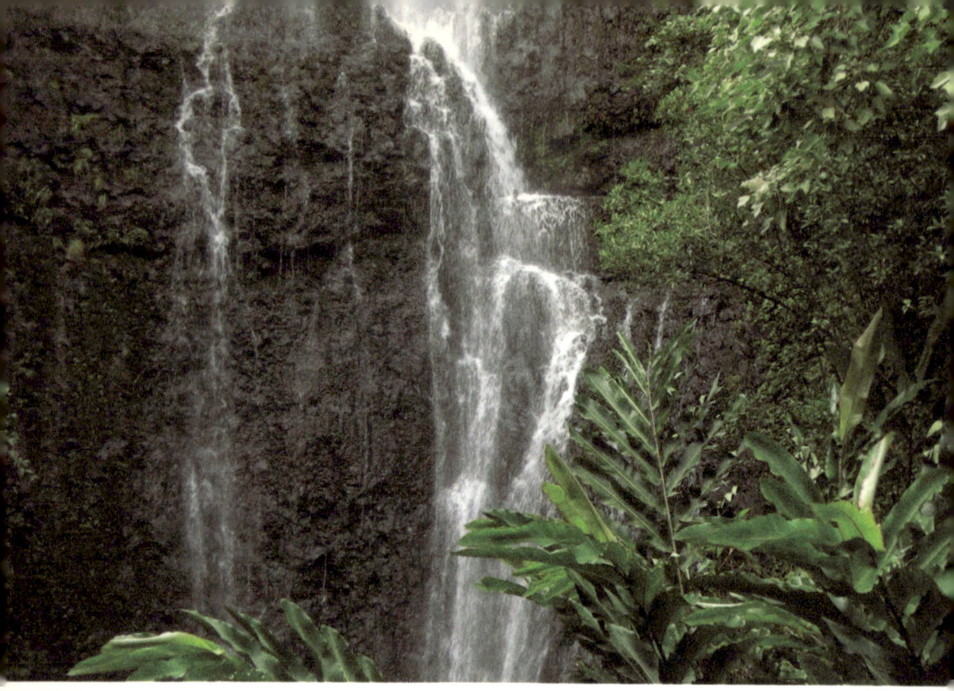

Highlights in meinem Leben bilden die folgenden Erfahrungen:

2000: Begleitung der „Crocodile Trophy" in Australien, Massage für Verrückte aus aller Welt, die 2500 km auf dem Mountainbike kreuz und quer durch Australien fahren.

2002: Begleitung der „Rad-Zwillinge" (Gernot und Horst Turnowsky) von Graz auf den Mont Blanc in 70 Stunden – zuerst 1000 km mit dem Rad und dann zu Fuß rauf auf den Berg!

2005: Erster Segeltörn in den Kornaten/Kroatien – alle Höhen erlebt, von Kitsch bis zur Todesangst!

2006: Ausbildung zum NLP-Trinergy-Practitioner

Der letzte Stand der Dinge

Ich erarbeitete mir eine Positionierung mit allem Drumherum; ein Konzept, das alles beinhaltet:
PR, ein standardisiertes Handbuch der Energiemassage, Lernkonzepte ...

Energiemassage – was ist das?

Ich betrachte das Ganze (Körper – Geist – Seele) aus einer anderen Perspektive, den Energiekörper mit all seinen Verletzungen, Beulen, Kratzern, Narben und Blockaden. Ich erstelle eine persönliche Energiebilanz, dazu erarbeite ich mit dem Klienten ein sehr einfaches und wirkungsvolles Arbeitsprogramm:

Energiepunkte aktivieren
Effizienteste Lymphdrainage
Energiebahnen streicheln und öffnen
Den Partner einbeziehen
Den Fuß als Teil des Ganzen erkennen
Das Atmen ins Leben einbauen und verinnerlichen

Ich arbeite derzeit in ganz Österreich, ich werde an viele Orte gerufen, um entscheidend zu helfen!!!

Viele Menschen und Hilfesuchende besuchen derzeit meine Aus- und Weiterbildungen:

Partnermassagen
Fußreflexzonenmassagen
Energiemassagen
Energetische Narbenbehandlung

Ich biete mein gesamtes Konzept auch als Franchisesystem an!

Mein Ziel:
Die von mir aufgebauten Standorte mit ausgebildeten Energiemasseuren zu bekleiden – überall!

Ist der Energiekörper „Mensch“ so einfach gestrickt oder doch zu kompliziert?
In der Einfachheit liegt die Chance einer Veränderung!

Zum Schluss noch eine Bitte:

Vergiss den H U M O R nicht! Ohne Lachen geht nichts!

Energie & Liebe

Harald Wally – Energiemasseur
+43 (0)650 5958 059, h.wally@wallyvital.com
www.wallyvital.com

Warum?

Achtung: **Das ist eine Warnung aus eigener Erfahrung!**

Dieses Buch bzw. Berichte und Erfahrungen können oder werden deine bisherigen Lebensgewohnheiten ändern!
Du wirst dir mehr Zeit nehmen für die wichtigste Person in deinem Leben!
Vielleicht nur ein paar Minuten mehr.
Lass' dich einfach berieseln und neue Erkenntnisse entdecken. Dass du – so wie viele andere es schon entdeckt haben – irgendwelche Bewegungen, Berührungen oder Streichungen machst und nicht weißt, was du da tust oder warum!

Warum passieren immer dieselben Dinge, und gerade immer dir?
Wie du schon merkst, kann dein Körper vieles, von dem dein Bewusstsein nichts weiß!
Und andere „Erdenbeschmutzer" werden dich fragen: „Was machst du denn da immer, zum Teufel?"
Beobachte doch mal Menschen, wenn sie glauben unbeobachtet zu sein!
Du wirst dich wundern und deine eigenen Gewohnheiten kritisch beobachten.
Erklärungen dazu findest du in diesem Nachschlagewerk der besonderen Art!

Das große Geheimnis? – Unsere Selbstheilungskräfte, die ins Unermessliche gehen!

Have fun!
Sieh der anderen Wahrheit tief ins Auge!
Entdecke deinen Körper neu!
Es ist der einzige, in dem du jetzt wohnst!
Alles ist da – im Überfluss!
Nimm mehr, als der menschliche Verstand es uns gelehrt/geleert hat!

Harald Wally
Dein Begleiter

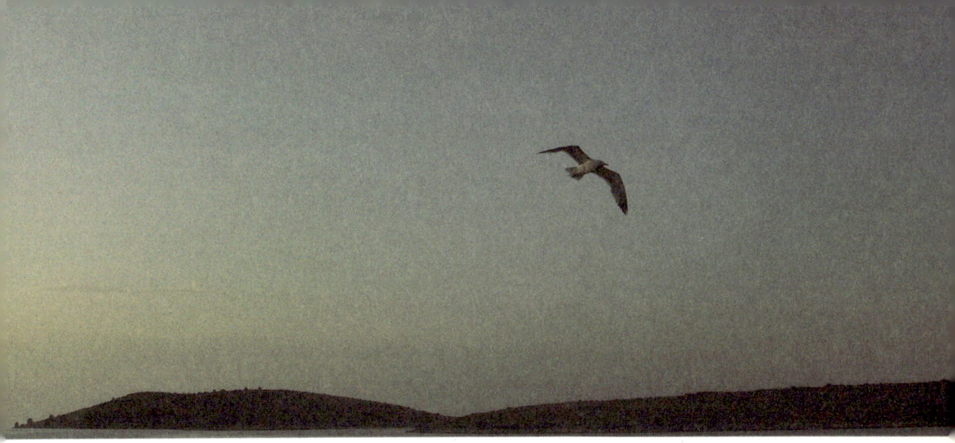

Aloha!

Wie geht es dir?
Eigentlich ganz gut!
Eigentlich geht's mir gar nicht schlecht!
Nur – was bedeuten diese beiden Antworten?
Bewusstsein – Unterbewusstsein –
Überbewusstsein?
Wo bist du?
Wer bist du?
Bist du?

Kennst du die Möwe Jonathan?
Kannst du dein Leben leben, steuern, oder ...?
Wer regiert oder reguliert dein Leben?
Ist das noch ein Leben?

Ich sitze gerade vor meinem PC –
auf Maui/Hawaii, irgendwo!
Ich schreibe diese Zeilen und stelle mir immer
dieselben Fragen:

Ist das Leben ein Paradies?
Kann es 'was Schöneres geben?

Steh auf!
Atme einmal tief durch
und genieß' das Leben!

Energie wirkt und gewinnt!

Jeder Körper hat Energie! Vielleicht hat er 100% oder mehr!
Nur, wer weiß das schon! Wer glaubt schon an SICH, ohne den Egoismus oder das EGO zu meinen – im üblichen Sinne!
Und sofort steigen auch bei mir die ersten starken Programme und Muster auf und zerstören diese Gefühle und Gedanken!
Du kannst doch nicht nach Maui fliegen, um Weltmeister zu werden, ein Buch zu schreiben, und vieles mehr. Du hast zu funktionieren!

Wer ist nun die wichtigste Person in meinem Leben – jetzt?

Woraus besteht eigentlich mein Körper?

Und wie bringe ich selbst mein Leben wieder in Schwung?

Das ist der Inhalt dieses Nachschlagewerkes – es ist ein Nachschlagewerk, denn, wann immer du es öffnest, wirst du an der Stelle landen, die du JETZT gerade brauchst!

Ich begleite dich bewusst mit vielen Fragen und ich erzähle dir von meinem Leben und meinen Erfahrungen; die Antworten auf die Fragen deines Lebens kann ich dir nicht geben, aber ich kann dich hinführen, sie zu finden, denn sie sind bereits alle in dir.
Vertraue darauf, deine innere Stimme meldet sich auf jede Frage mit einer spontanen Antwort – die erste Antwort ist immer die richtige!

Wenn wir bereit sind,
uns selbst zu verändern,
leisten wir auch einen
wesentlichen Beitrag
zur Änderung
unseres Umfeldes,
unserer Umwelt
und unserer Gesellschaft.

Gib nicht auf –
gib niemals auf!

Jim Valvano, Basketballtrainer, USA

Sinn des Lebens

Achte auf deine Gedanken
denn sie werden Worte
achte auf deine Worte
denn sie werden Handlungen
achte auf deine Handlungen
denn sie werden Gewohnheiten
achte auf deine Gewohnheiten
denn sie werden dein Charakter
achte auf deinen Charakter
denn er wird dein Schicksal

Aus dem „Talmud“

Ist dir das bewusst?
Wie schnell das geht!
Wenn das so schnell in die eine Richtung geht, dann geht es auch in die andere Richtung – schneller, leichter und natürlich für die meisten unvorstellbar!

Der Geist ist alles, was wir denken, dazu werden wir!

Aus: „What the Bleep do we (k)now“

Wer erschafft deine Realität?
Hast du schon einmal nachgedacht, was um dich herum passiert?
Hast du Einfluss darauf, oder glaubst du, du bist das Opfer der Umstände?

Warum hast du immer die gleichen Beziehungen, den gleichen Job, die gleichen Schwierigkeiten?
Warum treffen dich immer wieder Krisen und Leid?
Erschaffst du das selbst, kannst du es verändern?

Was ist Wirklichkeit? Was sind Gedanken? Woher kommen sie? Wie wirklich ist unsere Realität?

Fragen über Fragen!

Nur wer Fragen stellt, gewinnt, führt und hilft!

*„Dabei bedienen sich die Forscher neuester Erkenntnisse, von der Quantenphysik bis hin zur Gehirnforschung.
Denn nur indem wir Fragen stellen, gelangen wir auf die „andere Seite“, erst der Aufbruch zu neuen Ufern, zu einer Entdeckungsreise in die Welt unserer unbegrenzten Möglichkeiten, erlaubt uns, dem Leben eine neue Richtung zu geben.
Oder anders gefragt: wie tief wollen Sie in das Mysterium eintauchen?“*

Aus: „What the Bleep do we (k)now“

Nach „What the Bleep do we (k)now – der Film, der uns auf wissenschaftlicher Basis erläuterte, wie Leben funktioniert und was „wie innen so außen“ bedeutet, zeigt „The secret“ uns, was wir tun können und lässt uns ins Handeln kommen. Wir sind selbst Schöpfer unserer Realität. Die Dinge, die uns im Alltag begegnen, haben wir durch die eigene Gedankenenergie angezogen!“.

Aus: „The secret“

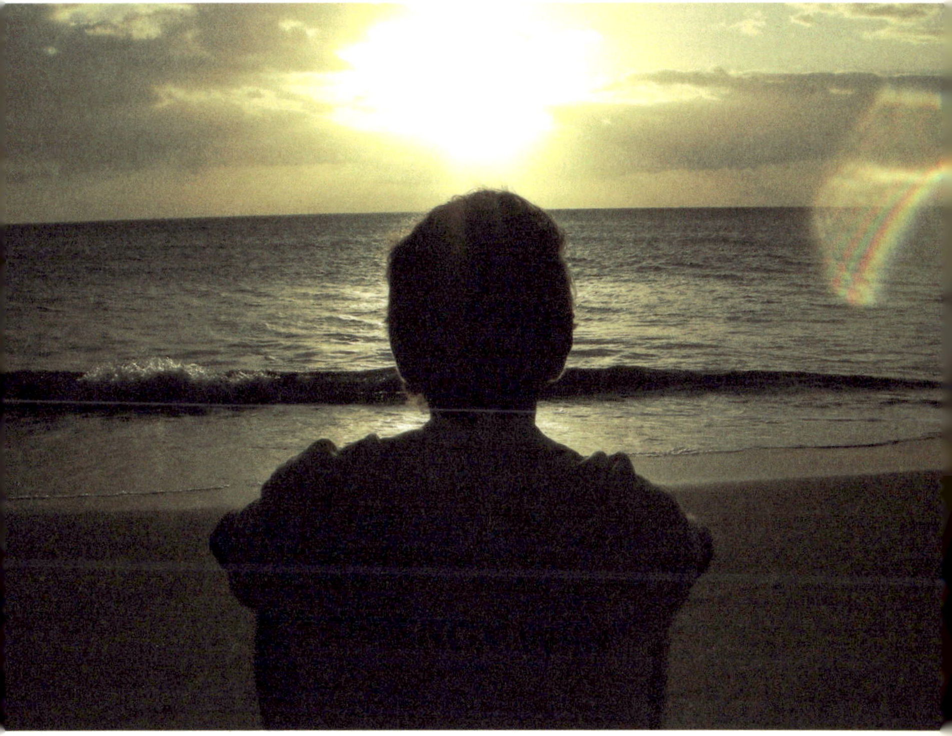

Den **Sinn des Lebens** kann ich dir nicht erläutern, weil du deinem Leben den Sinn geben musst, den es für dich haben soll. Du erschaffst ihn erst – kraft deiner Gedanken, Worte und Handlungen. Ich kann dich nur mit Fragen hinführen, damit du das, was ohnehin schon in dir ist, leichter entdecken kannst.

Stelle dir zu **Tagesbeginn**, zur Vorschau, folgende Fragen und beantworte sie:

Wer ist die wichtigste Person in meinem Leben?
Wen liebe ich und wer liebt mich?
Wofür bin ich dankbar und glücklich?
Wovor habe ich Angst in meinem Leben?
Warum habe ich diese Angst?
Gegen wen hege ich feindselige Gefühle, warum?
Was ist mein Lebensziel?
Was werde ich davon bis Jahresende erreicht haben?
Welche Herausforderungen werde ich heute meistern?
Was „ziehe“ ich heute „an“?

Stelle dir am **Abend**, zur Rückschau, folgende Fragen und beantworte sie:

Was habe ich heute für MICH getan?
Was habe ich heute für andere getan?
Wie ging es mir dabei?
Was habe ich heute zur Erreichung meines Lebenszieles getan?
Was war die wichtigste Erfahrung des heutigen Tages?
Was werde ich morgen anders machen?
Was kann ich einfach perfekt?
Wofür liebe ich mich?

**Ich kramte in meinem Gehirn:
was weiß ich EIGENTLICH über mich?**

Was vor uns liegt
und was hinter uns liegt,
sind Kleinigkeiten
im Vergleich zu dem,
was in uns liegt.

Und wenn wir das,
was in uns liegt,
nach außen
in die Welt tragen,
geschehen Wunder.

Henry David Thoreau

Wer ist die wichtigste Person in meinem Leben?

Lies erst weiter, wenn du diese Frage ehrlich für dich beantwortet hast!

Du kannst dich nicht recht entscheiden? – der Partner/die Partnerin, die Kinder, Vater oder Mutter, die Nachbarin, dein Lieblingshaustier ... oder hast du gar keine Antwort darauf?

Ich lasse auf diese Frage nur eine einzige Antwort als richtig gelten – und die lautet

ICH!

Lies jetzt einfach weiter – Erklärungen findest du im folgenden Text.

Wo bleibt nur meine Lebensenergie?

Vorerst mal ein Hilferuf!

Hallo Harald, der Grund, warum ich dir schreibe, ist folgender:
Ich leide schon seit längerer Zeit unter starken Angstzuständen, die mich den ganzen Tag über immer wieder begleiten! Ich stehe ständig unter Anspannung und kann das Leben einfach nicht mehr genießen!
Diese Angst drückt sich in Herzrasen, Tachycardie, schlechten Träumen, extrem trockener Haut, Frieren, Gewichtsabnahme, Nervosität aus. Außerdem leide ich unter offenen Handflächen und Fersen.
Ich habe schon viele Arztbesuche hinter mir, und irgendwie komme ich nicht weiter. Das Einzige, was festgestellt wurde, eine tsh-Erniedrigung, also dieser Wert der Schilddrüsensteuerung ist zu nieder, laut Arzt keine Medikamente, sondern gelegentliche Kontrolle.
Mein letzter Ausweg war dann ein Telefonat mit einer ganz lieben Frau, die sich mit Krankheiten auseinandersetzt, die hat mir, ohne dass ich ihr etwas erzählt habe, gesagt, dass meine Schilddrüse total aus dem Gleichgewicht ist und dass ich mir diese Angstzustände nicht einrede, sondern dass diese Zustände einfach kommen und wieder gehen!
Ich hatte als Kind eine schwierige Zeit und mir ist auch bewusst, dass diese Zustände, die mich begleiten, meine Aufgabe sind, zu lernen, aber ich habe leider die Kraft und den freien Kopf nicht dazu!
Meine Frage an dich, Harald, ist: Was könntest du mir empfehlen? Wie könnte ich es wieder schaffen, meine Lebensfreude, Leichtigkeit und Lustigkeit wieder zu verspüren?
Würde mich sehr freuen auf eine Antwort!

Liebe Grüße
e.v.

Wer von euch hat solche Zustände nicht schon mal erlebt?

Das ist ein deutlicher Hinweis darauf, dass deine **Schilddrüse** aus der Balance ist!

Medizinisch gibt es nur drei Möglichkeiten:

- Operation – mit anschließender lebenslanger Medikation
- Lebenslange Medikation
- Leben verändern

Wer sich für die dritte Variante entscheidet, kann sofortige Hilfe erwarten!

Zum besseren Verständnis, was sich hier in Wirklichkeit abspielt, einige anatomische Hinweise:

Wo liegt dieses wichtige Organ überhaupt?
Welche Funktion hat die Schilddrüse?

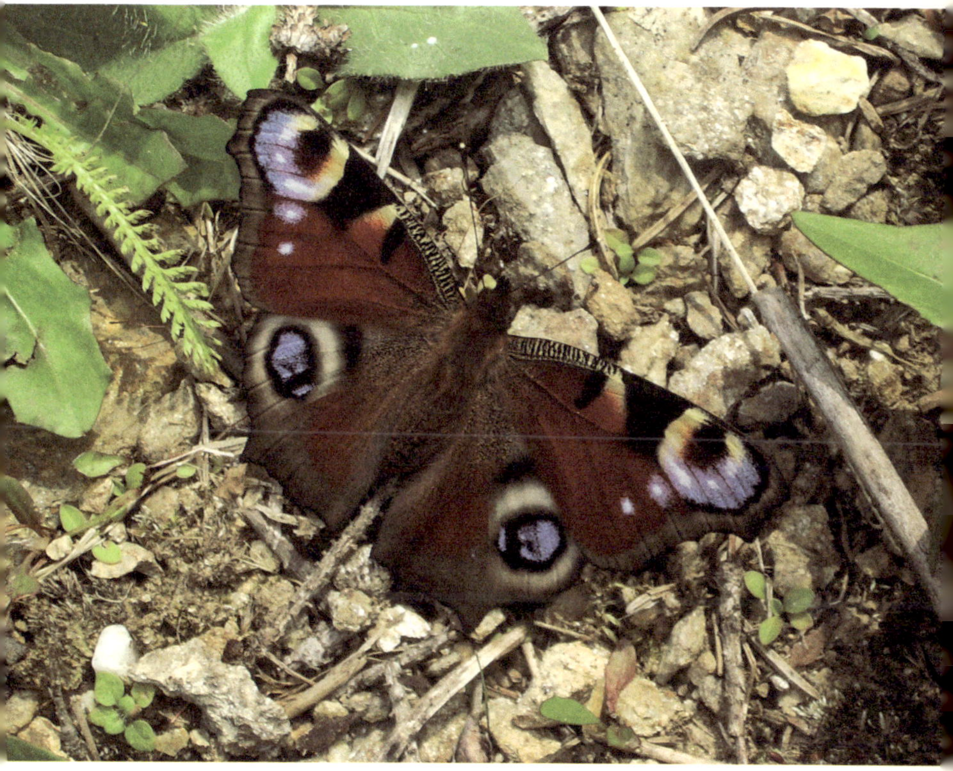

Für mich hat unsere Schilddrüse die Form und Aufgaben eines Schmetterlings! Wo lebt nun dieser liebevolle Schmetterling in unserem Körper? Richtig vermutet! – an der Vorderseite unseres Halses, unmittelbar am oder in der Nähe des Kehlkopfes!

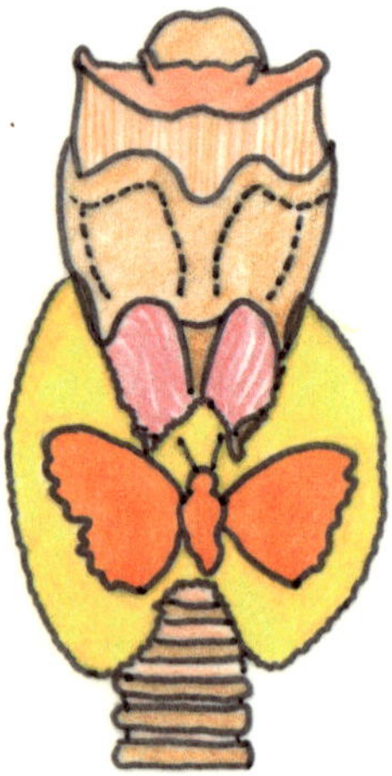

Eine schematische Darstellung – das ist dein Schmetterling:

Wenn dein Schmetterling in der Balance ist, kann er alle Funktionen erfüllen; alle lebensnotwendigen Botenstoffe an die Zellen bringen! Wenn nicht, dann kann es eben – wie in diesem Hilferuf – zu den vielfältigsten körperlichen Erscheinungen, Veränderungen, Missständen kommen.

Dein Schmetterling liegt gut eingebettet tief unter dem Lymphsystem. Das Lymphsystem wirkt wie ein Schild – im Lymphsystem liegt aber auch der Hauptgrund für Veränderungen an der Schilddrüse!

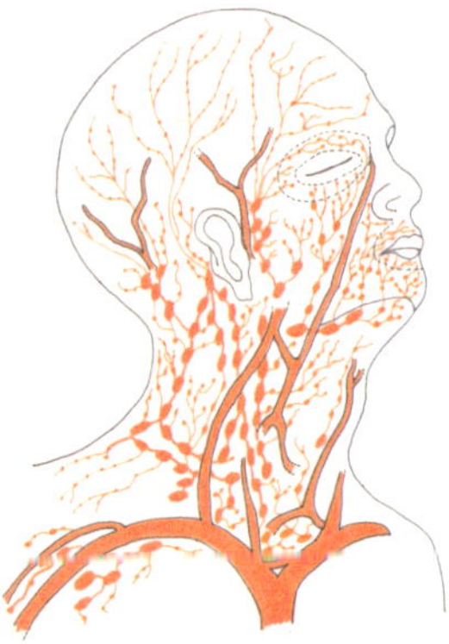

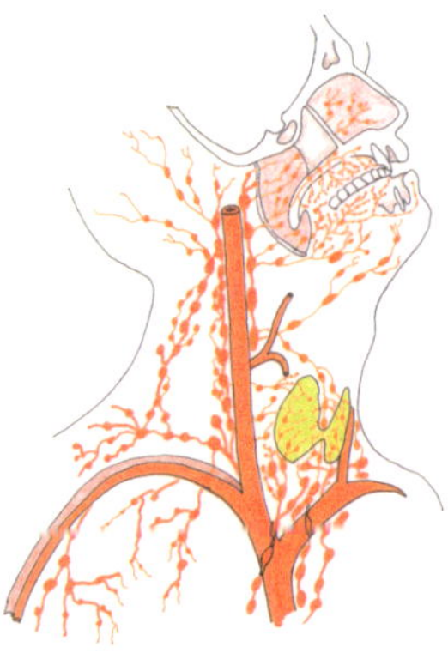

Aus schulmedizinischer Sicht stellt sich das „Schilddrüsen-Thema“ so dar:

- mehr als 100.000 Schilddrüsenoperationen/Jahr in Deutschland
- 6 – 8x mehr als der Europadurchschnitt; Volkskrankheit in Deutschland
- bis zu 3000 Patienten pro Jahr bleiben heiser
- Großteil der Operationen wäre durch Prävention und Früherkennung vermeidbar
- die STRUMA (Kropf) steht an der Spitze der Schilddrüsenerkrankungen
- fast jeder zweite ab 46 Jahren hat Kröpfe oder Knoten
- ab 50. Lebensjahr SCREENING (durch Tastuntersuchung und TSH-Wert-Bestimmung) sinnvoll

Mögliche Therapien:

- medikamentös – meist Kombination von Jodid und Levothyroxin
- bei Knoten größer als 1 cm – Schilddrüsenszintigrafie empfohlen
- Verlaufsbeobachtung – bei Unsicherheit: Feinnadelpunktion
- bei suspektem Befund – Schilddrüsenoperation

Zur Früherkennung (Schulmedizin) reichen einfachste Methoden:

- Anamnese der Beschwerden
- Sicht und Tastbefund = PALPIEREN (bei gestrecktem Hals; schlucken lassen)
- Ultraschall der Schilddrüse

Palpation ist die wichtigste Screening-Methode – dabei werden die meisten Strumen korrekt ertastet (Übereinstimmung mit Ultraschall – 86%; dt. Studie, April 2007). Bei 25% der Patienten ist die Struma außen auch sichtbar.

Es gibt auch Selbsttests:

Nimm dir für einen solchen Test ein paar Minuten Zeit, beantworte die Fragen spontan und überlege nicht lange. Lies keinesfalls vorher den Antwortschlüssel. Du betrügst dich selbst!

Schluckbeschwerden, Heiserkeit oder Probleme beim Zuknöpfen Ihres Kragenknopfes können Anzeichen einer Vergrößerung Ihrer Schilddrüse sein. Vorwölbungen oder Schwellungen im vorderen Halsbereich können zudem Hinweise auf Schilddrüsenknoten sein. Wenn Sie sich unwohl und müde fühlen oder grundlos gereizt sind, kann das an einer Funktionsstörung Ihrer Schilddrüse liegen. Auch Hunger oder Appetitlosigkeit können Zeichen dafür sein.

Aus: „Wirksame Hilfe bei kranker Schilddrüse“, Georg Thieme Verlag, 1997

Die Mediziner haben dazugelernt und reagieren! Das finde ich super – und ist trotzdem noch zu weit weg von der Lösung!

Für mich ist

die Schilddrüse
die Zündkerze des Lebens!

Auch ich weiß, dass du und ich immer wieder unter verschiedenen Beschwerden leiden, die mit dem „Schmetterling“ in enger Verbindung stehen; jeden Tag verändert sich unser „Schmetterling“, wir bezeichnen das dann besser verständlich als „Überfunktion & Unterfunktion“ der Schilddrüse – dazu ein kurzer Überblick mit medizinischen Erkenntnissen:

Unterfunktion	Überfunktion
Müdigkeit, Antriebslosigkeit	Nervosität, Unruhe, Herzklopfen, Konzentrationsstörungen
Gewichtszunahme	Gewichtsverlust trotz Appetit
Verstopfung	Durchfall
Trockene, schuppige und stumpfe Haare	Haarausfall
brüchige Fingernägel	
Schluckbeschwerden	Druck und Enge im Hals
Depression	Hitze, Schweißausbrüche, feuchte, zitternde Hände
niedriger Blutdruck	hoher Blutdruck, Muskelkrämpfe
Schlafstörungen	
Zyklusstörungen	

Diese Erscheinungsbilder können jeden Tag auftreten!
Wann bist du nicht aufgeregt oder beinahe zu gelassen in diversen Situationen?
Ist doch gut so! Das ist keine „Erkrankung", sondern eine vorübergehende Veränderung, die sich sogar mit einem ehrlichen Lachen zum Besseren ändert! Sofort – mit diesem Gedanken!

Hinter Schilddrüsenveränderungen verbergen sich seelische Belastungen, Ängste und Aggressionen, innerliche Unruhe, feindselige Gefühle ... ein starkes Bedürfnis, bemuttert und umsorgt zu werden, kompensiert durch ein fast zwanghaftes Bedürfnis, für andere zu sorgen. Kommt dir das bekannt vor?

Arbeitest du auch in der **Kommunikationsbranche** und im **Organisationsmanagement**? Gehört **Qualitätssicherung, Nachwuchsförderung, Forschung, Mitarbeitermotivation** und **Rechtssprechung** zu deinen Aufgaben? Ist das ein Job **ohne feste Arbeitszeiten, ohne Urlaub** und **Feierabendregelung**, für den es weder eine klare Stellenbeschreibung noch gerechte Entlohnung oder Karrierechancen gibt? Leitest du etwa erfolgreich ein **Familien**unternehmen???

Aus: „Gordon Training" – www.gordonmodell.de

Glaubst du mir, dass Schilddrüsenveränderungen in erster Linie Frauen, und besonders Mütter betreffen? Warum? Weil sie nicht gelernt haben, sich selbst als die wichtigste Person in ihrem Leben zu sehen – SICH SELBST heißt aber NICHT das EGO! Umdenken ist angesagt – weg mit Gedanken wie:

Mein ganzes Leben ist eine einzige Frustration!
Niemand hört auf meine Bedürfnisse!
Das Leben ist zu kompliziert für mich!
Wann komme ich endlich an die Reihe?

Wage die Veränderung! Leben ist einfach Freude, Lachen – Lernen – Lieben! Ich drücke immer das aus, was zurzeit meine Wahrheit ist!

Funktioniert beim Motor deines Autos die Zündkerze nicht mehr richtig oder fällt aus, stört das zwar, das Auto hat aber noch (mindestens) drei weitere, damit der Motor läuft. Beim Menschen entspricht die Schilddrüse der Zündkerze! Du hast nur eine! Dein „Schmetterling" ist am Ersticken, wenn er seine Flügel nicht mehr bewegen kann, deine Lebensenergie geht mit ihm verloren ...

Wie schon gesagt, dein „Schmetterling" hat einen Schutzschild – das Lymphsystem! Sorge dafür, dass ihn sein Schutzschild nicht erdrückt! Deshalb ist ein Schwerpunkt meiner Arbeit dem Lymphsystem gewidmet. Die von mir entwickelte Methode der Energiemassagen – die WALLY VITAL ENERGIE METHODE – wirkt in ihren wesentlichen Bestandteilen direkt auf das Lymphsystem.

LEBE
und sag nicht nein wenn du ja meinst

Wenn du eine
Entscheidung
treffen sollst
und triffst keine,
so ist selbst das
eine
Entscheidung.

William James
Psychologe & Philosoph, USA

Das Lymphsystem

Das Lymphsystem ist ein Gefäßnetz, das alle Körperteile durchzieht. Anders als das Blutgefäßsystem arbeitet es jedoch ohne zentrale Pumpe. Die Aktivierung des Lymphsystems erfolgt durch die Bewegung des Körpers und die Atmung. Eines der wichtigsten Muskelsysteme ist dabei die Wadenmuskulatur. Neben den Lymphgefäßen gibt es im System noch Lymphknoten, die wie ein Kompressor und eine Filterstation arbeiten. Kleinste Lymphbahnen (Lymphkapillare) beginnen im Körper blind und vereinigen sich darauf zu größeren Lymphgefäßen.

Das Lymphsystem hat im Körper zwei wesentliche Aufgaben:

- es transportiert angesammelte Flüssigkeiten aus den Geweben ab und führt sie in den Blutkreislauf zurück, und
- es wehrt Krankheitserreger ab und zerstört sie.

Die Fließrichtung des Lymphsystems beginnt in den Fußsohlen bzw. Füßen und geht über den ganzen Körper bis zur Schlüsselbeingrube (Terminus) hinauf. Am Kopf gibt es ebenfalls eine Vielzahl von Lymphgefäßen, die allerdings von der Schädeldecke hinunter bis zur Schlüsselbeingrube verlaufen. In den Schlüsselbeingruben geht das Lymphsystem ins Blutsystem über.

Die Abwehr von Krankheitserregern erfolgt in den Lymphknoten. Sie haben eine zentrale Stellung im körpereigenen Abwehrsystem. Wichtig lymphatische Organe sind die Milz und die Mandeln; sie spielen eine bedeutende Rolle im Immunsystem des Körpers.

Die Lymphe ist eine hellgelbe Körperflüssigkeit.

Erste Beschreibungen des Lymphsystems existieren bereits aus dem 16. Jahrhundert, im 17. Jahrhundert wurde es quasi wiederentdeckt. Doch selbst heute wird das Lymphsystem in der medizinischen Ausbildung noch stark vernachlässigt. Die wahre Bedeutung hat man meines Erachtens bis heute nicht erkannt. Anerkannte Lymphologen sind Asdonk (gründete 1973 die älteste Fachklinik in Deutschland), Dr. Emil Vodder (seit 1932) und Földi. Deutschland und Österreich haben in der Lymphdrainage eine eindeutige Vorreiterstellung. Ich habe in jahrzehntelanger Erfahrung aus der manuellen Lymphdrainage die „energetische Lymphdrainage“ entwickelt und praktiziere und lehre sie heute nach der

WALLY VITAL ENERGIE METHODE.

Durch den blinden Beginn der Lymphbahnen sind Lage und Länge des Lymphsystems nicht exakt definierbar. Ich vergleiche das Lymphsystem daher gerne mit dem Wassernetz der Erde. Für mein Verständnis entspricht die Länge unseres Blutsystems der Entfernung der Erde zum Mond. Die Länge des Lymphsystems aber entspricht der Entfernung der Erde zur Sonne!
Die Schulmedizin geht von 700 bis 800 Lymphknoten im Körper aus. Wer hat sie je gezählt? Ich nehme an, dass die Zahl wesentlich höher liegt, nämlich zwischen 1000 und 2000, da auch innere Organe ein Lymphsystem besitzen. Die Lymphknoten liegen in und um jedes Organ, die wichtigsten Knotenansammlungen finden sich in der Kniekehle, Hüftbeuge, Achselhöhle, Ellenbeuge, Hals und Nacken, und in der Cisterna chyli – dem Sammelbecken im Bauchbereich.

Die **Technik der manuellen Lymphdrainage** beinhaltet sehr weiche kreisende und pumpende Massagegriffe in Richtung des Lymphabflusses. Zuerst werden die körpernahen, dann erst die weiter entfernten Stellen drainiert – also zuerst Hals und Achsel, dann Oberarme usw. Die Griffe sind stehende Kreise in vielen aufeinander folgenden Positionen, angesetzt wird an den Lymphknotenansammlungen, proximal auf distal.
Die Wirkung der Massage liegt in einer Verbesserung der Lymphbildung, in der Anregung des Lymphtransportes und in der entspannenden und entstauenden Auswirkung. Lymphdrainage wirkt besonders bei Schwellungen – die Anwendung aber immer mit Arzt oder Therapeuten abklären!

Worin liegt nun der Unterschied zwischen der manuellen Lymphdrainage und der energetischen Lymphdrainage nach der WALLY VITAL ENERGIE METHODE?

Der wesentliche Unterschied liegt in meiner geführten Meditation. Ich beginne mit einem sehr langen Öffnen der Übergänge vom lymphatischen System ins Blutsystem in den Schlüsselbeingruben links und rechts. Mit Metaphern von Staudamm, Schleusen öffnen und Wasserfall während der Meditation rege ich dein Unterbewusstsein an und bringe die Säfte ins Fließen. Die Meditation stimme ich auf dich individuell ab. Ich drainiere den gesamten Hals und Nacken und frage immer wieder nach: „Was spürst du?“ Das Feedback von „ kribbeln, Wärme, Hitze, Schwere, Leichtigkeit, oder – unbekanntes Gefühl – einfach wohl und entspannt ...“ gibt mir die Möglichkeit, den Prozess aktiv zu steuern und den Erfolg zu vergrößern. Oft starte ich mit einem Vorgespräch und aktiviere die Reflexzonen am Fuß (Lymphsee!). Oder ich aktiviere und öffne das Hals- und Herz-Chakra.
Meine energetische Lymphdrainage ist mehr als eine Massagetechnik. Sie ist ein mehrschichtiger komplexer Prozess, in dem Körper und Seele gleichermaßen angeregt werden, ihre überschüssigen Säfte und Energien auszuscheiden.

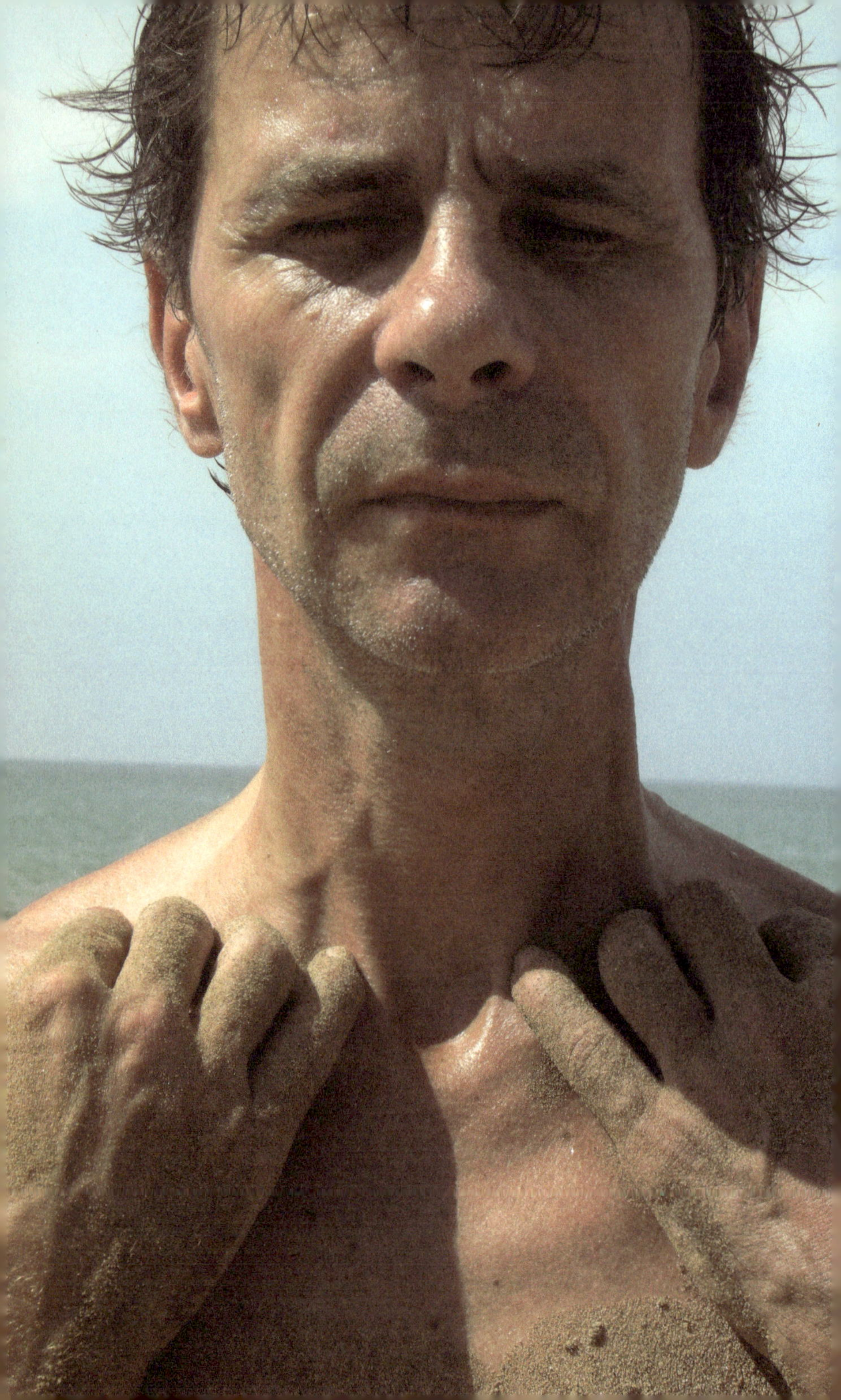

Zur Entgiftung deines Körpers gibt es den folgenden

WALLY VITAL ENERGIE TIPP

Öffnen der Schleusen

Der Übergang vom Lymphsystem ins Blutsystem
liegt links und rechts in der Schlüsselbeingrube.
Alle Lymphbahnen enden hier im Terminus.
Siehe linkes Bild (Schlüsselbeingrube).
Lege deine Hände darauf und übe sanften Druck aus.
Denke dabei an das Öffnen der Schleusen eines
Staudammes – lass es fließen!
Wenn genügend Lymphflüssigkeit einfließen kann,
verändert unser Blutsystem diese belastende Flüssigkeit
in basisches Blut. Dadurch erfolgt eine Entgiftung von
innen, die in vielen Bereichen Erleichterung bringt!
Die beste Zeit für die Anwendung ist vor dem Einschlafen.
Dauer: mindestens 5 Minuten,
jede Minute fördert diesen Vorgang.
Alle diese Übungen oder Energietipps darfst du öfters
am Tag und in der Nacht ausüben: im Liegen, Stehen und
Sitzen, auf nackter Haut oder mit Kleidung, an der
Straßenkreuzung, im Bioladen, auf der Klobrille und
unter der Dusche – immer und überall!

Die anderen Lymphknotenansammlungen kannst du folgendermaßen aktivieren:

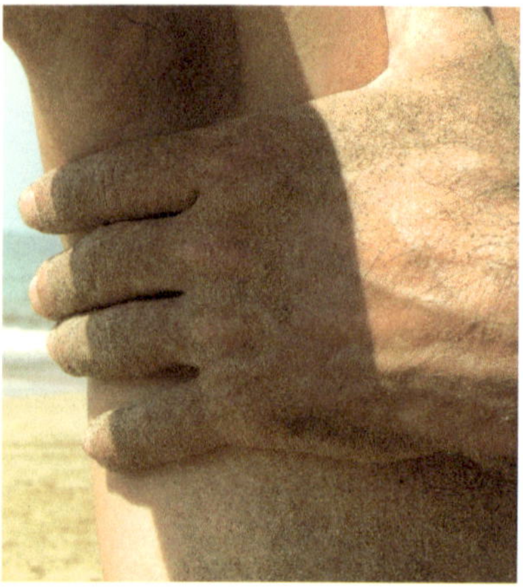

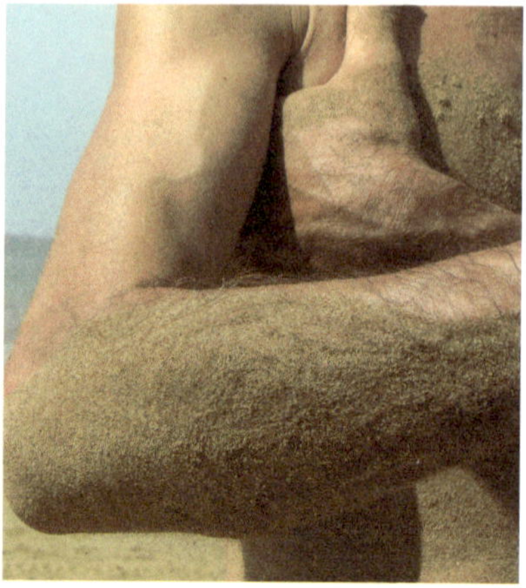

Achselhöhlen: lege die Finger hinein und pumpe, indem du den Arm auf und ab bewegst – langsam, mindestens 7 x ausführen; so sanft wie möglich; links & rechts.
Und danach wieder zurück an den Terminus Schlüsselbeingrube, 1 Minute lang, um die angeregte Lymphflüssigkeit intensiver ins Blut einfließen zu lassen! Diese Übung darfst du natürlich mehrmals täglich machen! Je nach Wichtigkeit! Besonders bei Veränderungen im Brustgewebe: Knoten? Verhärtungen?
DAS SIND LYMPHKNOTEN, die einfach überfüllt sind!

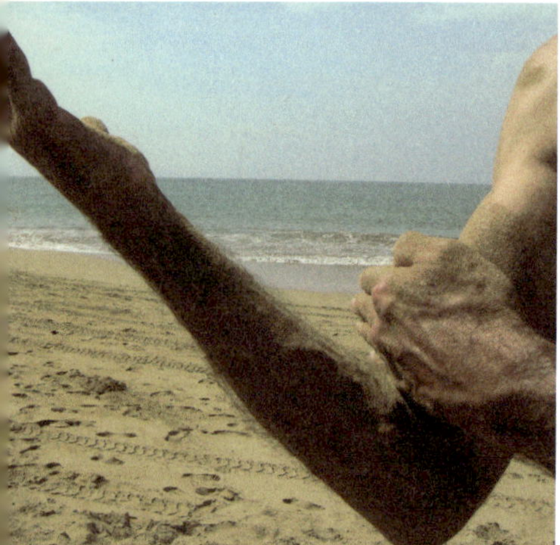

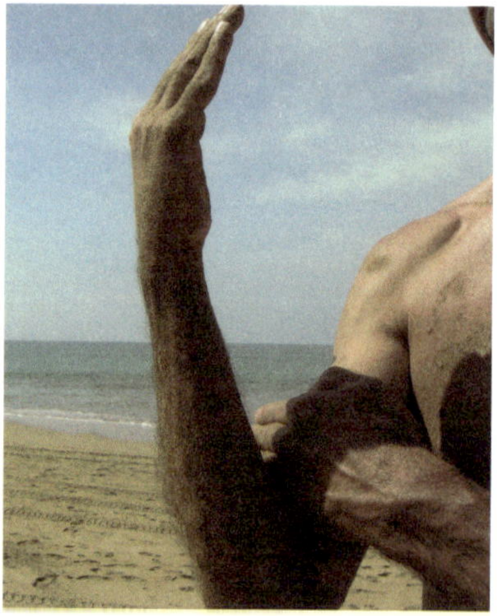

Ebenso in den Ellenbeugen – wieder 7 x auf jeder Seite wiederholen; und wieder den Terminus öffnen.

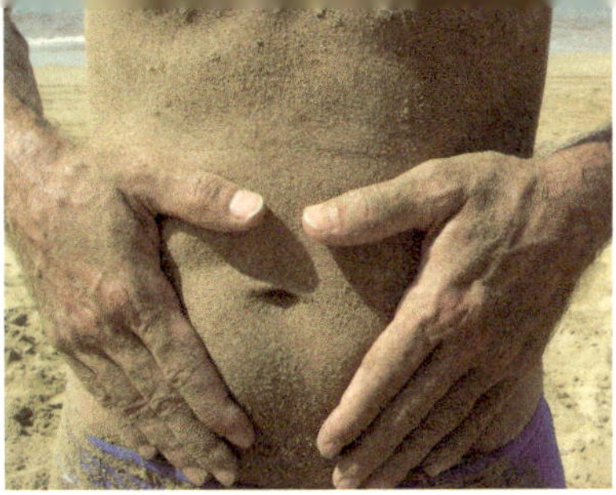

Aktiviere die Lymphknoten im Bauchbereich – lege deine Hände beidseitig seitlich an den Bauch – 1 Minute lang.

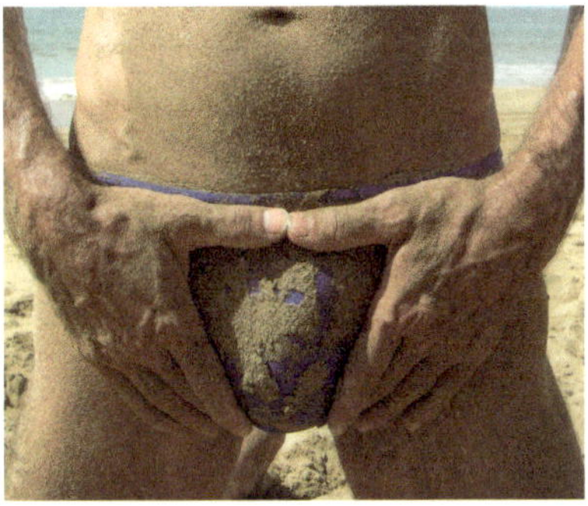

Ebenso im Leistenbereich – 1 Minute lang.

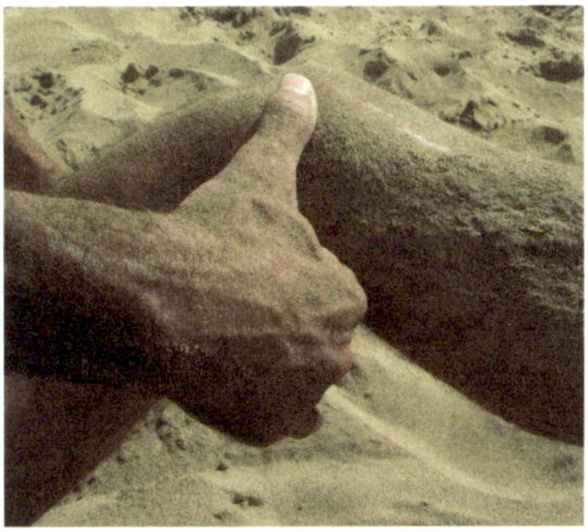

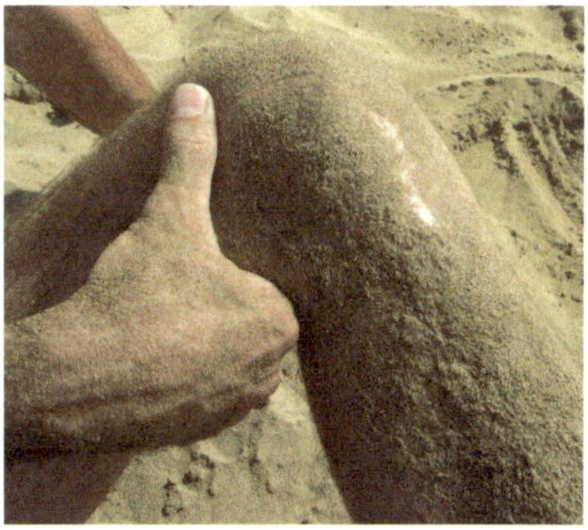

Aktiviere noch die Lymphknoten in den Kniekehlen, indem du die Finger hineinlegst und Pumpbewegungen mit dem Bein ausführst – 7 x beidseitig.

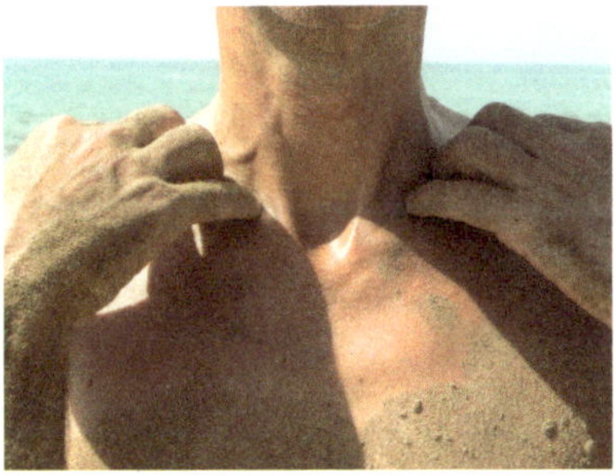

Beschließe jede dieser Übungen, indem du nochmals die „Schleusen öffnest“ in der Schlüsselbeingrube

Beispiele:

Schlüsselbeingrube
Achselhöhle
Schlüsselbeingrube
Ellenbeuge
Schlüsselbeingrube

oder

Schlüsselbeingrube
Achselhöhle
Schlüsselbeingrube
Bauch
Schlüsselbeingrube

oder

Schlüsselbeingrube
Achselhöhle
Schlüsselbeingrube
Bauch
Schlüsselbeingrube
Leiste
Schlüsselbeingrube
Knie
Schlüsselbeingrube

Was ich schon so alles verdauen musste!

Mein Körper – oder was noch davon übrig ist

Woraus besteht mein Körper? Lebt er oder vegetiert er einfach so dahin? Soll ich überhaupt etwas verändern? Kann ich überhaupt etwas verändern? Ach, passt schon! – Und außerdem ist kaum noch etwas zu ändern!
Der Arzt hat gesagt, dass ich mit meinen Abnützungen, oder eben Arthrosen ohnehin nichts mehr machen darf! (Warten auf meine Austauschlageroperation!)

Die Situation hat sich Gott sei Dank sehr verbessert! Immer mehr Ärzte empfehlen, vorsichtig Bewegung zu machen! Es ist kaum vorstellbar! Noch vor 10 Jahren war nur eine Operation die einzige Lösung für UNWISSENDE PATIENTEN – wie auch ich es war, vor fast 30 Jahren!

Natürlich habe ich mich operieren lassen am Knie, denn jeder hat gesagt: „Das ist die einzige Möglichkeit wieder Fußball zu spielen!“ Fußball war mein Leben!

Ich habe viele Strafen in Kauf genommen von Seiten meines Vaters, der natürlich auch besseres mit mir vorhatte. Er war zwar auch Sportler, aber die Schule ging immer vor, – na ja für einen geplagten Volksschuldirektor war eine „gescheite“ Schulausbildung wichtiger. Irgendwie hatte er Recht!

Ich habe einen älteren und einen jüngeren Bruder; und alle drei hochtalentierte Fußballer. Uns wurde von Trainerseite nur höchstes Lob entgegengebracht und wir hatten die Chance, in der höchsten Spielklasse zu triumphieren, im Besonderen mein jüngerer Bruder Herbert. Doch die Falle schlug gnadenlos ZU! Wir drei mussten allzu früh mit Fußball – beinahe als Krüppel – aufhören!
Ich will gar nicht erzählen, wie viele Operationen wir erdulden mussten. Es war das Ende.

Ich kenne mittlerweile viele Sportler, deren Schicksal dasselbe war und ist. Ist das ein Zufall? Gibt es denn überhaupt einen? Was soll das ganze dumme Geschwätz? Warum ich? – In diesem Fall alle drei Brüder, und noch dazu alle drei am Knie!

Was heißt nun Knie? Ist doch nur ein Gelenk! Oder steckt da mehr dahinter? Heute weiß ich es mit Bestimmtheit! Da steckt mehr dahinter! Alle Gelenkprobleme haben energetische Hintergründe!
Wer jemals von Luise L. Hay gehört oder gelesen hat, weiß nun was ich meine!

Wenn ich heute nach mehr als 40 Jahren zurückblicke und mein Leben betrachte, hatte ich alles, was MAN zum Leben braucht: ein gutes Elternhaus – meine liebenden Eltern taten alles für uns, um uns alles zu ermöglichen!
Nach dem Ortswechsel nach Leibnitz, einem lieblichen Bezirksstädtchen im Süden der Steiermark, das vor allem Schulstadt ist, begannen wir uns langsam einen Namen zu machen im Fußballhimmel. Wir hatten die besten Fußballtrainer, die es damals gab, die selbst erfolgreiche Fußballer waren – nur wer hart trainiert oder arbeitet, gewinnt und hat das „Leiberl"!
Mein älterer Bruder Walter nahm's immer schon leichter und lebte von seinem Talent – sagte man! Herbert und ich trainierten sehr hart! Heute weiß ich natürlich, dass die Trainingsmethoden nicht wirklich passend waren!

Schnee von gestern?
Absolut nicht!
Ich habe genügend Supertalente aus der Ferne, unter anderem durch verzweifelte Eltern kennen gelernt, deren Karriere bereits mit Zehn zu Ende war! NUR der ERFOLG zählt, jeder ist ersetzbar! Auch bei Kindern. Das ist Realität, nicht nur im seeligen Österreich!
Nur keine Angst.
Ich verliere nicht den Weg.
Aber auch das gehört dazu.

Wir müssen alles verkraften und somit **alles verdauen**! Mahlzeit!
Wie soll da deine Verdauung funktionieren?
Wie hängt nun deine Verdauung mit deinem Leben zusammen?
„Was soll das?", sagen viele. Die wissen gar nicht, was das ist, mehrmals am Tag das Toilettenpapier nicht nur zu kaufen, sondern auch zu benutzen!
Während meiner vielen langwierigen Operationen konnte ich nicht „stuhlen" und die Ärzte und Krankenschwestern drohten mir mit Einläufen! Prost Mahlzeit! Abführmittel ...!
Ich habe einfach geschummelt.
Ich wusste schon damals, dass mein Darm träge war, da ich monatelang gezwungen war in meinen Gipskorsetten eingesperrt dahin zu vegetieren. Hätte ich das Wissen von heute **gehabt** – mein Gott wie einfach!

Meine Grafik zeigt dir:
schwarz: die Ideallage des Dickdarms laut Lehrbuch
rot: die wirkliche Lage in fast allen Bäuchen
blau: Gebärmutter/Prostata und Blase
grün: der Druck, den der durchhängende Dickdarm auf die Organe und auf Becken, Wirbelsäule etc. ausübt

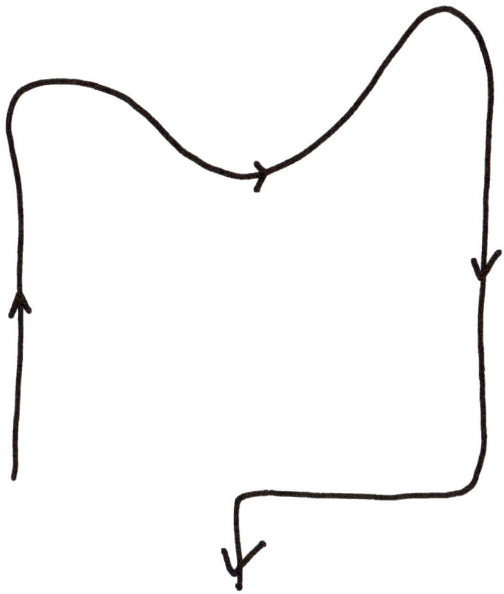

Dickdarm, medizinische Ansicht – so hätten wir's gern.

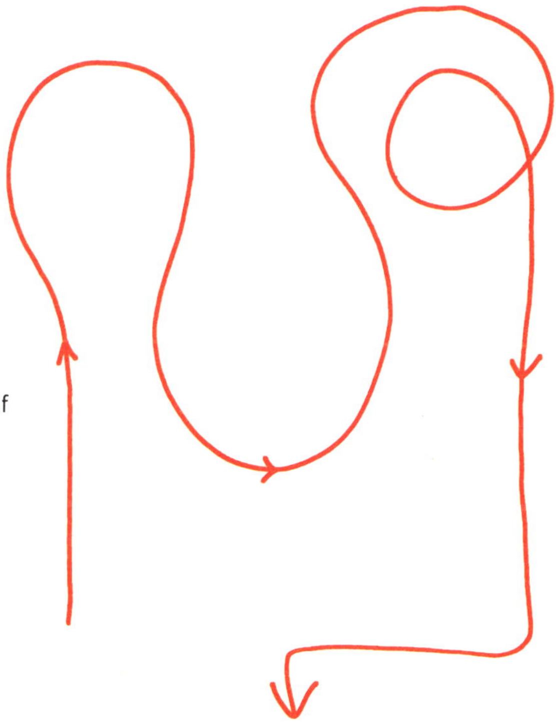

Der tatsächliche Verlauf des Dickdarms – tragisch, aber wahr.

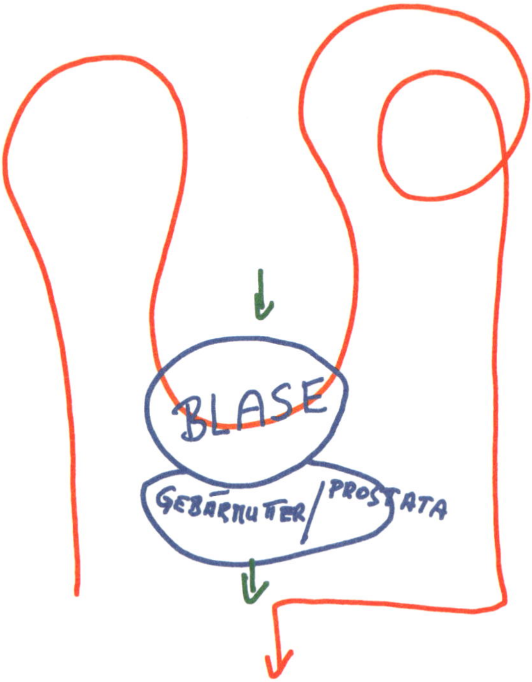

Folgen: Massiver Druck auf Blase, Gebärmutter bzw. Prostata

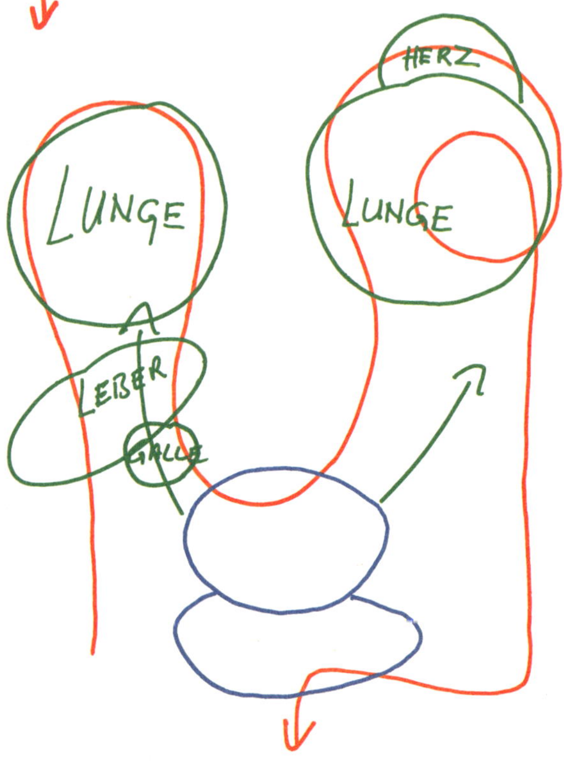

Folgen: Massiver Druck auf Leber/Galle, Lunge und Herz

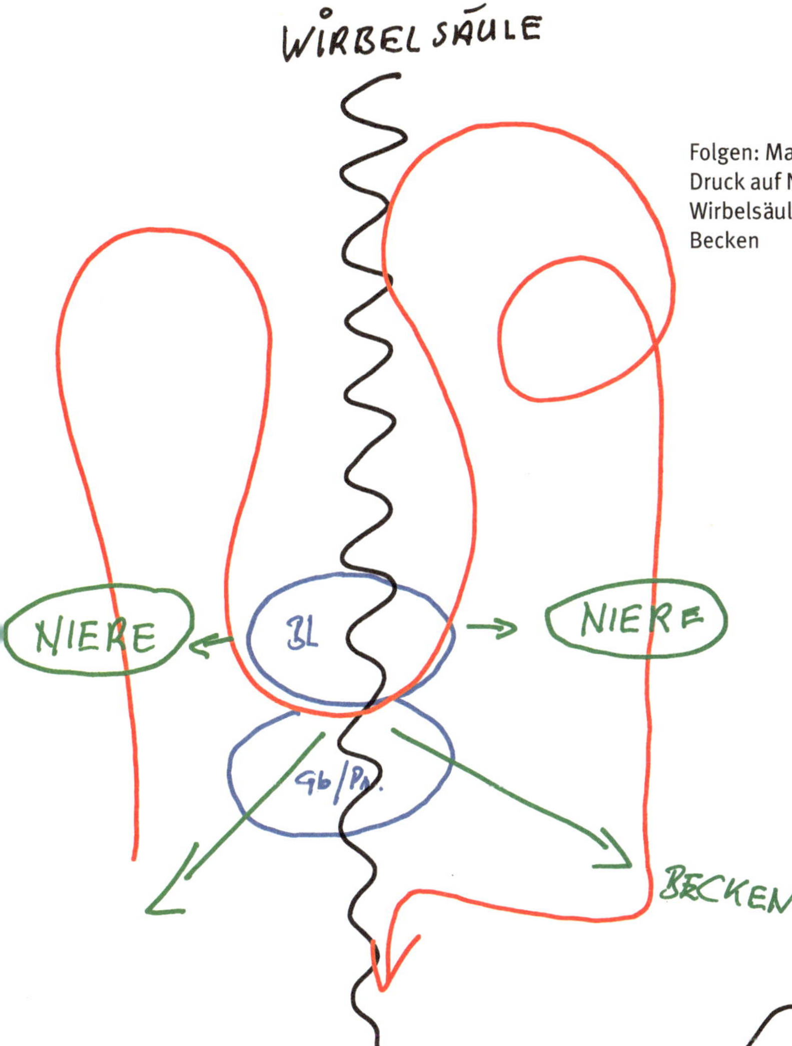

Folgen: Massiver Druck auf Niere, Wirbelsäule und Becken

Das ist unser Ziel

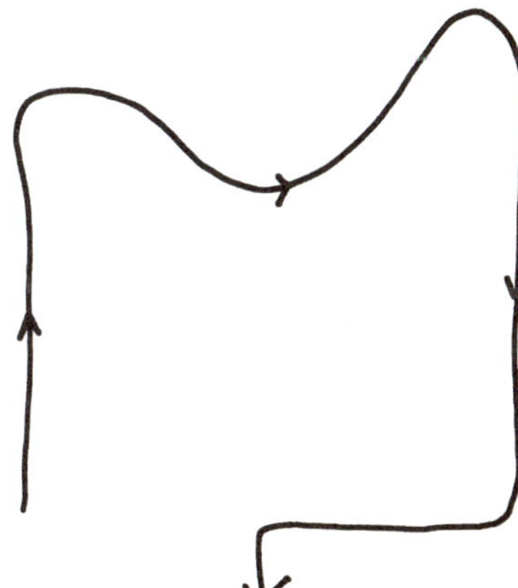

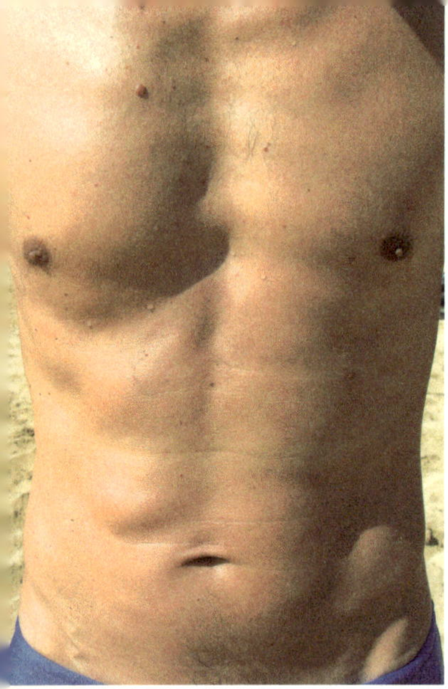

Weißt du überhaupt, wie unsere Nahrung durch unseren Körper geistert?
Zuerst mal medizinisch – viel zu kompliziert für mich!

Erste Verdauungsarbeit leistet bereits der **Mund**speichel. Er enthält Enzyme, welche Zuckerarten aufspalten. Daher gut kauen, langsam und bewusst die Nahrung einspeicheln. Über die **Speiseröhre** wird der Nahrungsbrei in den **Magen** befördert, wo er mit Salzsäure versetzt wird – damit der Magen nicht verätzt wird oder sich selbst verdaut, ist er innen mit Schleimhaut ausgekleidet. Die Magensäure ist so aggressiv, dass der Dünndarm zerfressen werden würde, gäbe es nicht den enzymreichen Saft aus der Bauchspeicheldrüse, der den Brei wieder basisch macht. Der 6 bis 7 Meter lange Dünndarm besteht aus dem **Zwölffingerdarm**, dem **Leerdarm** und dem **Krummdarm**. Der **Dünndarm** leistet die eigentliche Verdauungsarbeit. Zum Sekret aus der **Bauchspeicheldrüse** kommen hier auch noch Stoffe aus der **Gallenblase** dazu. Die Nahrung wird in ihre Bestandteile aufgespaltet, der Körper kann über die Darmwand, über Schleimhautzellen Nährstoffe aufnehmen und an Blut und Lymphflüssigkeit abgeben. Millionen kleiner fingerförmiger Darmzotten an der Innenseite dieses Darmabschnitts lösen außerdem Fettstoffe aus dem Nahrungsbrei.
Alles Unverdauliche wandert in den 1,5 Meter langen **Dickdarm**, wo der Brei durch Wasserentzug eingedickt wird. Im Bereich des Dickdarms befindet sich auch der sogenannte Blinddarm. Der Dickdarm umrahmt den Dünndarm, kann Mineralien herausfiltern und alles noch Verwertbare aus dem Verdauungsbrei herauslösen. Der Rest wird durch Muskelbewegungen – Darmperistaltik – in den **Mastdarm** befördert.
Ist der Mastdarm gefüllt, entsteht der Stuhldrang.

Der Gesamtvorgang dauert ungefähr 24 Stunden, bei schwer Verdaulichem bis zu 70 Stunden. Der Verdauungsvorgang ist willentlich nicht beeinflussbar. Der Darm ist das älteste Organ und entstand entwicklungsgeschichtlich lange vor dem Gehirn. Selbst Schwämme können als primitive Lebewesen verdauen. Der gesamte Darmbereich hat eine Vielzahl von Nervenzellen, ähnlich dem Rückenmark. Daher ist das Verdauungssystem auch sehr empfänglich für Botenstoffe wie Serotonin („Glückshormon") und Adrenalin („Stresshormon") und damit auch anfällig für psychische Störungen. In diesem Zusammenhang wird der Darm auch als „Bauchhirn" bezeichnet.

Soweit bekannt?

Auch im übertragenen Sinn muss unser Verdauungssystem viel aushalten. Wir überfordern es ständig mit Dingen, die uns „auf den Magen schlagen“, die uns „über die Leber laufen“ oder „die Galle übergehen“ lassen, mit Vorhaben und Ereignissen, die wir nicht verdauen können. Stress und dauernde seelische Belastungen verursachen neben Magengeschwüren auch Veränderungen im Darmbereich. Obstipation – Verstopfung – ist immer auch ein „Problem des Nicht-loslassen-Könnens“. Wir haben verlernt, uns von Dingen, die uns belasten, zu trennen. Oft genügen kleine aber dauerhafte Veränderungen der Ess- und Lebensgewohnheiten, um Störungen im Verdauungstrakt auf Dauer zu beheben. Auch hier ist es wichtig aktiv zu handeln, um Erfolge und Verbesserungen zu erzielen. Das Literatur- und Ratschlagsangebot zu diesem Thema ist vielfältig und kaum noch überschaubar. Auf den psycho-energetischen Hintergrund von Verdauungsproblemen wird vielfach noch zu wenig eingegangen.

Der lange Weg unserer Lebens- und Nahrungsmittel durch den Körper wie ich ihn sehe:

Einkauf – was & wie & wann
Zubereitung – wie & wann
Servieren – wie
Besteck – welches
Mund
Speiseröhre
Magen
Zwölffingerdarm
Dünndarm
Dickdarm
After

Ich habe viele theoretische Vorträge gehört. Was alles in der Verdauung passiert, grenzt an Wunder oder Unvorstellbares!

Sogar OTTO Walkes nahm vor vielen Jahren die Ernährung auf die Schippe: „Großhirn an Kleinhirn: Da kommt wieder was für uns. Zähne und Zunge und Mundspeichel: Achtung Schwerarbeit. Schon wieder so ein riesiger Brocken oder Fels zum Zerkleinern, Achtung an alle“
Jeder Ernährungswissenschaftler oder Arzt glaubt felsenfest daran, dass es soooooo funktioniert. Das ist EINE Möglichkeit. Wir sehen doch nur, was wir oben reinschmeißen und was hinten und vorne wieder rauskommt!

Alles andere ist Spekulation, und wie die Quantenphysik propagiert, eine Möglichkeit!

Die allmächtige Medizin und deren ausführende Organe schüren jetzt vor allem das Feuer! Alles liegt an unserer Ernährung!

Wir brauchen Luft zum Atmen!
Wasser zum Trinken!
Und etwas zum Knabbern!
Aber was!
Wollen wir wirklich so aussehen?

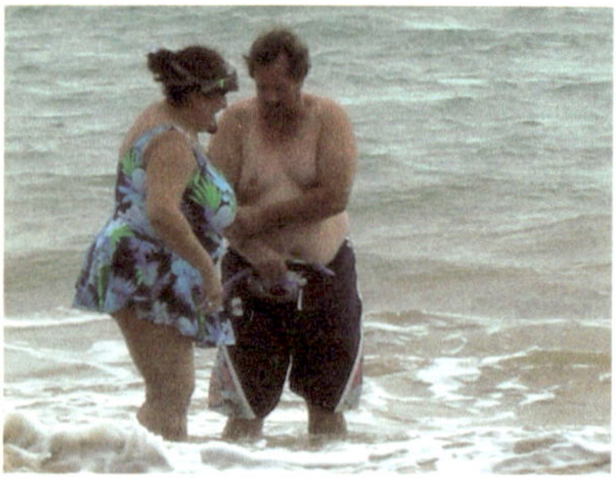

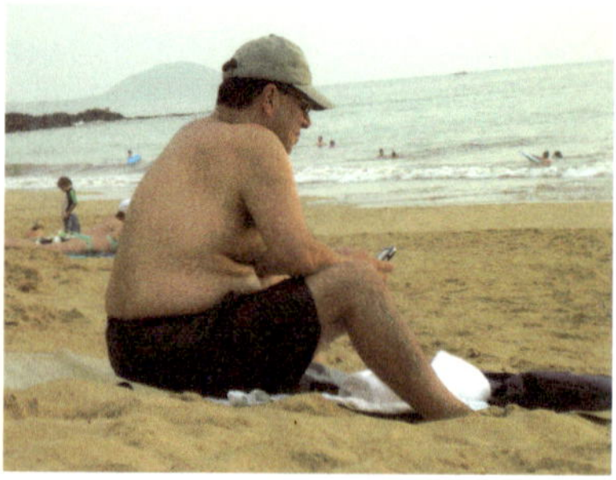

Aus einer Pressemeldung – „pressetext", Washington/Wien, 18.12.2006:

Lediglich ein Viertel von über 1000 befragten US-Bürgern weiß, dass es genmodifizierte Lebensmittel konsumiert. ... Nach Angaben von Greenpeace seien derartige Informationsdefizite in Österreich nicht zu befürchten ... Anders sieht es aus, wenn Nahrungsbestandteile genetisch verändert werden. Die Veränderung von Bestandteilen muss ... vermerkt werden. ... „meist zu klein und undeutlich" ... Gentechnikexperte von Greenpeace auf Anfrage von „pressetext". ... Wird der Wert von 0,9 Prozent an Gentechnik pro Zutat nicht überschritten, müsste das Produkt auch nicht gekennzeichnet werden. ... Gentechnisch verändertes Futter für Kühe oder auch Schweine muss nicht extra gekennzeichnet werden ... existiert auch keine Kennzeichnungspflicht für die jeweiligen Tierprodukte wie Milch oder Eier ... werden in Österreich jährlich etwa 600.000 Tonnen gentechnisch verändertes Futtermittel verbraucht.

Hau' dir deinen Bauch voll, solange du kannst und nimm' dann deine Nahrungsergänzungen!
Perfekte Lösung!
Alle leben davon! Mafia?
Und wie geht es dir dabei?
Schon mal probiert?

Oder gehört das auch schon zum Alltag?
Keine Zeit zum Essen?
Also FAST FOOD!
Ist ja nichts dagegen zu sagen! Nur wie oft? Jeden Tag?
Früher hat's noch diese gemeinsamen Familienessen gegeben – mit allen ihren Vorteilen und ...
Heute?
Wer nimmt sich noch Zeit zur „Nahrungsaufnahme"?
Alle müssen arbeiten, um Geld zu verdienen! So viel wie möglich! Je mehr Arbeit, desto mehr Geld!

Kennst du Fred Gratzons „The Lazy Way To Success!" Ohne Anstrengung alles erreichen?

Bitte sei auch hier vorsichtig! Dieses Buch verändert dein Leben!

OK! Was soll ich essen? Alles! Ich glaube, dass wir alles essen müssen! Von allem etwas!
Jeder Vegetarier hat Mangelerscheinungen! Irgendwann! MAN nimmt dann eben Ergänzungen – vielleicht irgendwelche Nahrungsergänzungen? –, um vieles auszugleichen.
Oder Veganer? Oder Körnerfresser?
In den Achtzigern stürzten viele Profisportler dabei ab (unsere Schiflieger) ...
Und wohin führte dieser Wahnsinn? Der Modell-Wahnsinn! Wie viele starben, um „diese" Figur zu erreichen? Ich muss ausschauen wie ...!

Niemand ist wirklich mit seiner „Figur" zufrieden! Sogar im Spitzensport gibt's immer wieder Nörgler! Wenn ich nur aufhören könnte! Über Magersucht und Übergewicht gibt es 1000 Bücher oder mehr!

Idealfigur?
Was ist denn das?
Wer bestimmt das? ICH?

Vielleicht schwer erkennbar – aber hier siehst du einen kleinen Blähbauch von vorne und seitlich

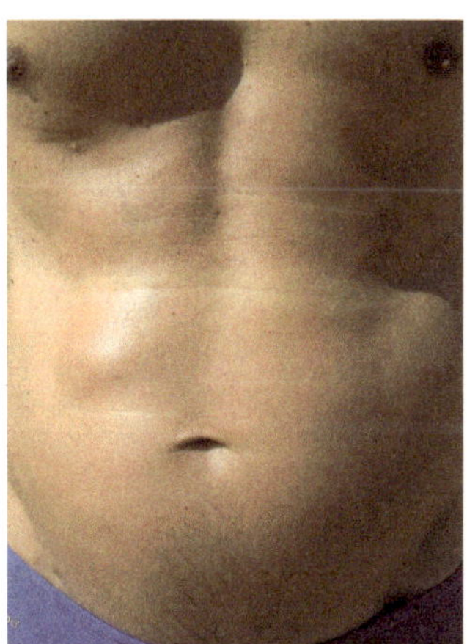

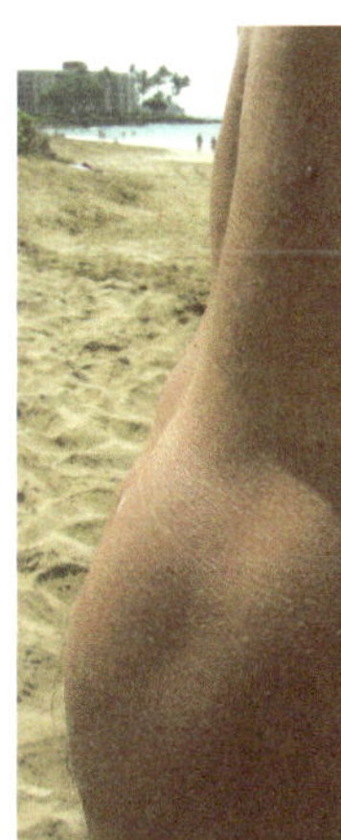

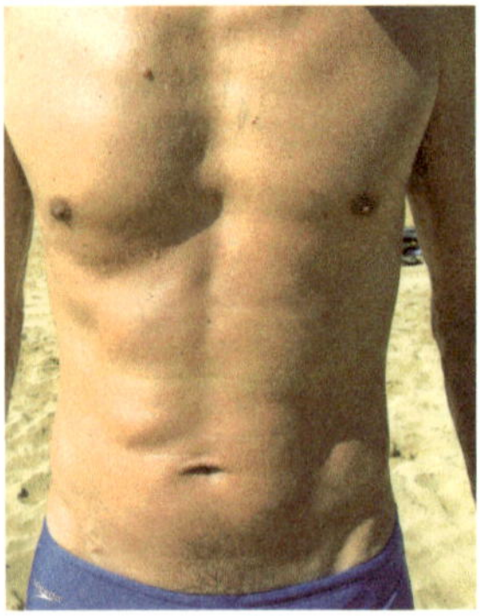

Und das ist ein normaler Bauch mit ein paar Bauchmuskeln, und alles passt zusammen.

Weitere Magersüchtige ...
Wie kann so etwas passieren?
Früher war es die Venus von Willendorf mit ihren üppigen Formen! In den Achtzigern, nach der Hippie-Welle, kamen die „Miss-Twiggy-Figürchen" in Mode bis zur wirklichen Bohnenstange mit max. 35 Kilos und weniger! Und das bis 2005!

Wer war dafür verantwortlich? Nicht nur die Modeschöpfer und Trendscouts, sondern auch die „unsichtbaren Hände".
Jeder wollte und will aussehen wie die Superstars aus der Film- und Modelbranche. Lügen, nichts als Lügen wurden verbreitet – wie sich die Superstars ernährten und bewegten! Großteils sind das nur Lügen, denn sie hungerten bis zum Umfallen, stürzten in die Drogenszene oder starben einfach! Dann kam 2005 auf einmal ein Aufschrei in der Branche, wonach Models ein Mindestgewicht haben mussten. Der Weg zur Vernunft? Ich hoffe es vor allem für unsere Jugendlichen!
Denn, wer auch immer zu viel oder zu wenig auf den Rippen trägt, Kleidergröße YX, XXXX, oder Small, das Wichtigste ist: ich fühle mich ehrlich wohl in meiner Haut!

Was heißt das nun?

Eine sehr umfangreiche Aussage: Körper – Geist – Seele müssen im Einklang sein!

Das ist eine Herausforderung, die ich jeden Tag von Neuem annehme und bestmöglich für mich entfalte!
Die meisten da draußen verstehen mich natürlich nicht, absolut nicht!
Sie wollen es ja gar nicht, da sie viele Dinge in ihrem Leben verändern müssten! Das will doch keiner wirklich! Und wenn ja, dann ohne Aufwand, Zeit und Geld! Dabei geht alles natürlich ganz einfach!
Ich muss aus dem Zirkus aussteigen! Ich muss mir mal überlegen, was ich wirklich will!

Die Zeit ist der wirkliche Knackpunkt! Die Zeit hat keiner, höre ich immer wieder! Das stimmt nicht! Es liegt nur am Zeitmanagement!

Hier auf Maui, wo ich gerade am PC diese Zeilen schreibe, ist wirklich alles anders! Geh' einkaufen und du bekommst alles, was du willst!
Fast alle Verkäufer haben immer ein Lächeln aufgesetzt, das ehrlich ist!
Kein Wunder bei dem traumhaften Wetter. Aber auch wenn es mal regnet, ist die

Stimmung gut. Schließlich weiß jeder, dass die Sonne bald wieder scheint. Der Tag hat auch hier nur 24 Stunden!
Es ist die Einstellung anders! Maui – die Insel der Sonne!

Und ich sitze hier ganz entspannt, schreibe was mir gerade so einfällt! Wie ein richtiger Schriftsteller, der über sein Leben und seine Erfahrungen schreibt! Das Wort „Arbeit“ kenne ich, aber für mich hat es eine andere Bedeutung! **TUN!**

Wann immer es dir Spaß bereitet, iss, wann immer du Lust hast, was immer du willst! Dein Körper dankt dir dafür!

Das größte Problem ist immer das SCHLECHTE GEWISSEN!
Ich kann dir nur empfehlen: schmeiß' alles über Bord, was du jahrelang schon mit dir herumschleppst – alle Ängste und Sorgen – und tue endlich das, was du schon immer wolltest! Ich tu's!

Meine Ernährungsvorschläge sind schnell aufgezählt:

Egal ob du angeblich Über- oder Untergewicht hast, beginne heute gedanklich mit deinem Wunschgewicht! Stell es dir einfach vor: 55, 57, 65, ... Bewege dich mit diesem Gewicht ... Sprich so ...
Lass alle medizinischen Diagnosen einfach sein, egal ob Allergien, die es nicht gibt, Fruktoseintoleranz, Laktose usw.

Der Hauptgrund unserer miserablen Verdauung ist die Luft in unseren Gedärmen! Alle Verdauungsorgane sind aufgebläht und somit zu sehr belastet und beinahe funktionsunfähig!
Jetzt werden natürlich wieder viele sagen: „Ich habe keine Blähungen, keinen Blähbauch!“ Auch wenn das nicht nach außen sichtbar ist – wie bei mir – muss ich täglich meine Übung machen, und das mehrmals!

Ein Beispiel von Maui: vor den Weltmeisterschaften kam ein Amerikaner zu mir, mit starken Rückenschmerzen; leichte Ischiasverklemmung im Gesäß!
Für mich war sofort alles klar! Jeder und wirklich jeder Schmerz im unteren Rücken oder Gesäß hat seine Ursache im Dickdarm, im aufsteigenden oder absteigenden! Das ist nun mal Faktum!
Mit Lymphtiefendrainage-Griffen befreite ich ihn von diesem Schmerz innerhalb von 30 Minuten! Seine Antwort: „AMAZING!“ Er beendete erfolgreich seine Weltmeisterschaft und heiratete seine Geliebte am nächsten Tag auf Maui!

Der Hintergrund: wenn du nur leise auf deinen Darm hörst, wenn du ihn berührst, hörst du dumpfe Geräusche wie bei einer großen Trommel! Das ist deine versteckte, kaum spürbare Luft; jedoch diese Luft blockiert den weiteren Verlauf deiner Verdauung, bis hin zu Darmverschlüssen und mehr!

Die erlösende Übung für dich:

Kurz zur Erklärung aus meiner Sicht:
Rechts im Bild: der absteigende Dickdarm
Links im Bild: der aufsteigende Dickdarm mit bereits eingelagerten Verklebungen und massivem Lymphstau.
Fazit: der aus dem Dünndarm kommende Verdauungsbrei kann gar nicht weitertransportiert werden und bleibt liegen, bis Blinddarm, Leisten, Nieren, Galle und Leber rebellieren!

Die Übung:

Lege deine rechte flache Hand ganz knapp unter deine rechte Brust sanft auf und wärme erst dieses Hautareal in aller Ruhe! Somit beruhigst du das Gebiet der Leber und Galle. Wohlige Wärme entsteht! Ruhe kehrt ein! Die rechte Handfläche bleibt dort bis zum Ende dieser wohltuenden Übung.
Die linke Handfläche sucht nun die tiefste Stelle unter der linken Brust, mit den Fingerspitzen nach unten zeigend, und führt eine ganz sanfte Streichung Richtung linke Beuge nach unten. Das Wichtigste dabei: beim Einatmen landet die linke Handfläche unter der linken Brust und während des langen Ausatmens durch den Mund streicht nun die linke Handfläche Richtung linke Beuge.
Beim Einatmen durch die Nase hebst du die linke Handfläche wieder vom Bauch und führst sie wieder zum Ausgangspunkt tief unter der linken Brust und beginnst wieder beim Ausatmen mit dem sanften Streichen Richtung Beuge!

Stell dir den absteigenden Dickdarm vor wie die Haut eines Neugeborenen. Für mich ist dieser Teil unseres Körpers einer der sensibelsten überhaupt! Damit diese Übung auch den erwünschten Erfolg hat, braucht es noch mehr an Sensibilität!
Um den Druck aus dem absteigenden Dickdarm zu massieren, stell dir bitte einen Schneepflug oder ein anderes Räumungsgerät vor, das während deiner Streichung nach unten die Reinigung und Beseitigung von Müll vollzieht.
Vorschlag: 3 bis 4 Sekunden einatmen und 7 bis 8 Sekunden ausatmen.

Verlängere immer mehr die Ausatmungsphase. Versuche es mit einem kleinen Blasröhrchen, um dein Ausatmen zu verbessern! Denn wir atmen alle zu flach; zu viel ein und zu wenig aus! Das ist unter anderem ein Grund, warum du zu viel Luft in deinem Bauch oder Bäuchlein hast! Übe so oft du möchtest!
Ein Durchgang hat 20 Wiederholungen und das 20-mal täglich!
Bitte nicht zu viele Wiederholungen!

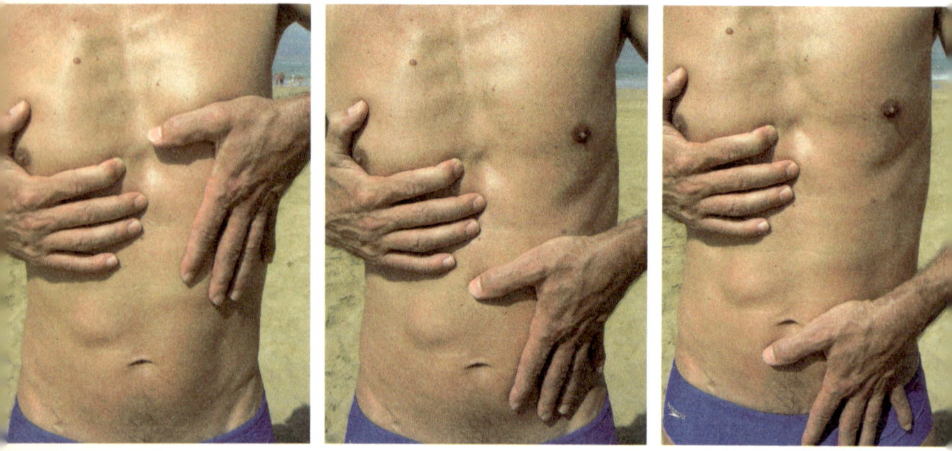

Der Darm steht sinnbildlich für deine Vergangenheit; genauer für das „Schwelgen im klebrigen Schlamm der Vergangenheit"! (Luise L. Hay: „Heile deinen Körper")
Deswegen ist es wichtig, deine Vergangenheit loslassen zu dürfen.

Im Loslassen wachsen die Flügel der Freiheit.

Indisches Sprichwort

Die Meridian- & Organ-Uhr

Jedes Organ erhält zu einer bestimmten Tageszeit für jeweils zwei Stunden sein Maximum an Energie.

Leber:	01.00 bis 03.00 Uhr
Lunge:	03.00 bis 05.00 Uhr
Dickdarm:	05.00 bis 07.00 Uhr
Magen:	07.00 bis 09.00 Uhr
Milz/Bauchspeicheldrüse:	09.00 bis 11.00 Uhr
Herz:	11.00 bis 13.00 Uhr
Dünndarm:	13.00 bis 15.00 Uhr
Blase:	15.00 bis 17.00 Uhr
Niere:	17.00 bis 19.00 Uhr
Kreislauf:	19.00 bis 21.00 Uhr
Dreifach-Erwärmer:	21.00 bis 23.00 Uhr
Gallenblase:	23.00 bis 01.00 Uhr

Ich esse daher vor 11.00 Uhr oder nach 13.00 Uhr; in diesen zwei Stunden ist die maximale Energie im Herzen. Ich will daher den Körper nicht mit zusätzlichem Energiebedarf im Verdauungstrakt belasten!

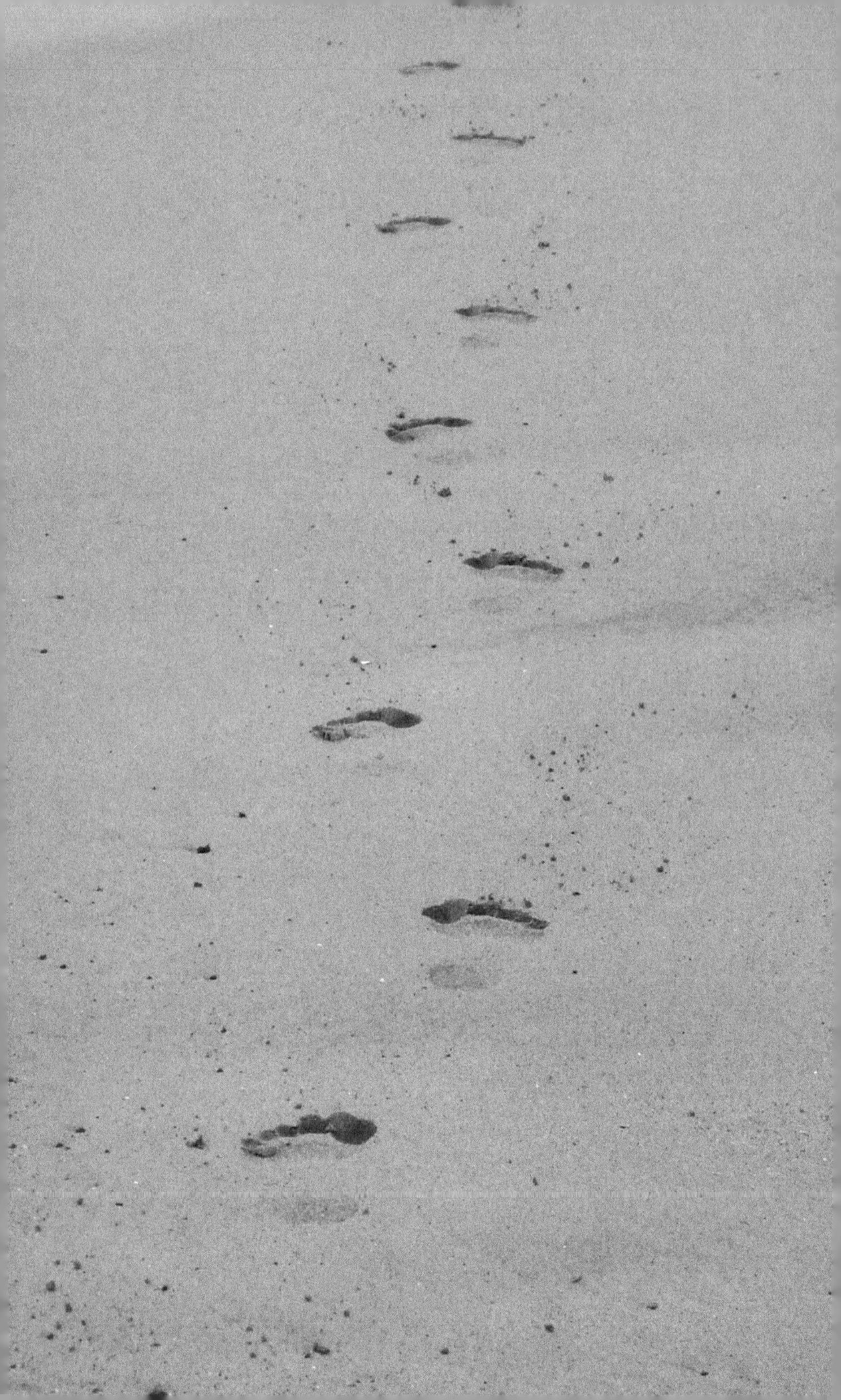

Geh deinen Weg, nur du kannst deinen Weg gehen!

Spuren im Sand

Eines Nachts hatte ich einen Traum: ich ging am Meer entlang mit meinem Herrn. Vor dem dunklen Nachthimmel erstrahlten, Streiflichtern gleich, Bilder aus meinem Leben.
Und jedes Mal sah ich zwei Fußspuren im Sand, meine eigene und die meines Herrn.
Als das letzte Bild an meinen Augen vorüber gezogen war, blickte ich zurück.
Ich erschrak, als ich entdeckte, dass an vielen Stellen meines Lebensweges nur eine Spur zu sehen war.
Und das waren gerade die schwersten Zeiten meines Lebens.

Besorgt fragte ich den Herrn: „Herr, als ich anfing, dir nachzufolgen, da hast du mir versprochen, auf allen Wegen bei mir zu sein. Aber jetzt entdecke ich, dass in den schwersten Zeiten meines Lebens nur eine Spur im Sand zu sehen ist. Warum hast du mich allein gelassen, als ich dich am meisten brauchte?“

Da antwortete er: „Mein liebes Kind, ich liebe dich und werde dich nie allein lassen, erst recht nicht in Nöten und Schwierigkeiten. Dort, wo du nur eine Spur gesehen hast, da habe ich dich getragen.“

Margaret Fishback Po

Verdauung – ein Vorgang im Darm oder im Kopf?

Wie viele Diäten hast du schon hinter dir? Wie viele Kilos zu- und abgenommen? Funktioniert deine Verdauung? Ja? Wie oft besuchst du deine Toilette?
Oder kennst du sie nur von außen und würdest gerne? Zweimal am Tag, in der Woche, oder ...
Oder geht es überhaupt nur mehr mit Behelfen wie Abführmittel, Einläufen etc. Wachsen die Kilos von selbst? Hast du schon Angst, nur ans Essen zu denken?

Oder kannst du essen, ohne zuzunehmen? Überhaupt kein Sättigungsgefühl mehr? Fressattacken jeden Tag? Frustfressen? Aus Langeweile?

Ich kann diese Liste nach Lust und Laune noch erweitern!

Dein Hausarzt hat dir eine strenge Diät oder Einschränkung verschrieben: „Sie müssen einfach abnehmen, sonst kann ich Sie nicht operieren. Ihr Herzinfarktrisiko ist zu hoch, Ihre Cholesterinwerte, Blutwerte ...“!

Nun, was kannst du als Unwissender tun? Nichts mehr essen? Täglich Kalorien zählen? Wie viel darfst du überhaupt essen?

Wer hat Recht?
Wen frage ich?
Wohin gehe ich, um Antworten zu finden?

Was ist wirklich drinnen in unseren Nahrungsmitteln, Ernährungsmitteln – tote oder lebende Lebensmittel? Frisch vom Bauern, Bauernmarkt, Bioladen, Biosupermarkt, Internet? Aus dem ewigen Eis? Schockgefroren? Fastfood (faster to die), um fast zu sterben oder schneller zu sterben?

Was darf ich trinken? Aus der Wasserleitung, Plastikflasche, Glasflasche? Muss ich es abkochen? Oder was ist denn wirklich los? Oder doch wieder Mineralwasser, vielleicht chemisch reduziert?

Alle reduzierten, sogenannten Lebensmittel, ob fett-, salz-, zucker-, cholesterin- oder gar fettarm, zuckerfrei ...? Wer kennt sich da noch aus?

Wie lange lässt du dich noch an der Nase herumführen, einfach belügen von unserer perfekt organisierten „mafiosen“ Medienlandschaft?

Kennst du nicht den Etikettenschwindel, der bei uns in Europa perfekt gesteuert wird und schon den Zenit erreicht hat? Mit Geld zurück Garantie?

Beim Amerikaner ist es schon etwas anderes, sofern er auch das Kleingedruckte liest. Hier muss alles deklariert sein, sogar, dass der Hund nicht in der Mikrowelle getrocknet werden darf oder dass du beim Verschlucken des Schaums der Zahnpaste den Internisten aufsuchen sollst!

Wie lange noch lässt du dich einfach belügen? Unser Leben ist nun mal auf Lügen aufgebaut!

Diese Bücher – unter anderen – sollen dich wachküssen:

Lügen nichts als Lügen
Die Cholesterinlüge
Die Milchfalle
Die Jodlüge
Die Krankheitserfinder
Mythos Informationsgesellschaft
Die unsichtbare Hand
Wie Sie Ihren Arzt davon abhalten, Sie umzubringen
Kranker Patient – guter Patient
Vom Märchen der unheilbaren Krankheiten
u.v.m.

(Zu finden unter www.kopp-verlag.de)

Ich habe sie alle gelesen und du kannst dir meine Reaktionen vorstellen! Ich kenne noch viele andere Lügen, sei es aus der Medizin, Wissenschaft oder Geschichte. Es ist einfach erschreckend! Und du und ich, wir haben uns jahrelang belügen lassen!

Aber eines ist mir im Zusammenhang mit unserer lieben Medizin wichtig: sie ist ein wichtiger Teil in unserem Leben, vor allem im Notfall und nach schweren Unfällen. Doch leider passieren danach die ersten schweren Fehler und Missgriffe: keine sofortige Weiterbehandlung, wie Narbenbehandlung, Bewegungstherapie, Lymphdrainage usw. Es wird einfach zu lange mit der weiterführenden Therapie gewartet!

Ich habe großen Respekt vor den medizinischen Erfolgen und Erkenntnissen! Ein **Miteinander** ist mein Ziel!

Hol dir deine Diagnose vom Arzt, wir besprechen die weiterführenden Maßnahmen gemeinsam – zu Gunsten des Hilfesuchenden.

Ich habe natürlich auch Verständnis für die Andersdenkenden, auch sie sollen ihren Weg gehen!

Alles im Gesundheitsbereich wird derzeit auf Nahrungsmittel und vor allem **auf** Nahrungsmittelergänzungen aufgehängt! Du bist was du isst!

Ist nicht mein Ding!

Wenn ich nur mein „Fressverhalten“ anschaue, würden viele nur mehr den Kopf schütteln! Ich habe mich sehr verbessert!

Mein lieber Vater hatte unter anderem ein Ziel in seinem Leben: es muss immer genug zum Essen da sein, der Kühlschrank voll und genügend Notfallprodukte im Ernstfall! Und natürlich Unmengen an Fleischprodukten! – Ein Relikt aus den beiden Weltkriegen, die er miterleben musste!
Ich begann damals den Tag meistens mit Schinken und Speck, mehrere Fleischportionen am Tag und als Abschluss natürlich wieder Fleisch! Na warum denn nicht! Das war damals völlig O.K.!

Heute, und das schon seit circa 5 Jahren, habe ich meinen Fleischkonsum um mehr als die Hälfte reduziert! Die Beilage ist mir heute wichtiger! Es geht sogar hin und wieder ohne Fleisch! Auch mein Fischkonsum hat sich um vieles gesteigert!

Und ganz ehrlich! Ich schlage mich durch fast alles! Ich bin überzeugter „Allesfresser“ und im Besonderen Genießer!
Wenn ich wenig Zeit habe, sind es einfach nur kleine Stücke oder manchmal nur eine Suppe, manchmal sogar dieselbe mehrmals hintereinander, ich bin ein Suppenmensch!

Das Wichtigste für mich:

Der Faktor Zeit, und nicht was ich esse!
Ich bin ein leidenschaftlicher Entdeckungskoch und Erfindungskoch! Natürlich sind meine Portionen dementsprechend klein und nur für mich genau abgestimmt, dass alle dann sagen (wahrscheinlich aus Neid oder eben Mitleid und Sorge): „Du isst ja nichts oder fast nichts! Es ist ja kein Wunder, deine Figur, schau dich an, du brichst doch beinahe ..., nur Haut und Knochen, pass auf, wenn der Wind zu stark weht!“ Es ist eben leichter, auf die anderen zu schauen, um von sich selbst abzulenken!

Doch dann sind sie sehr überrascht, wenn sie mich dann beim Sport und vor allem bei meiner Lieblings-Energym mit dem großen Gymball miterleben, oder auch beim Schifahren: „Dass der das aushält!“

Nur was ist richtig oder falsch? Wer erhebt diesen Anspruch? Richtig und falsch, – richtig oder falsch?

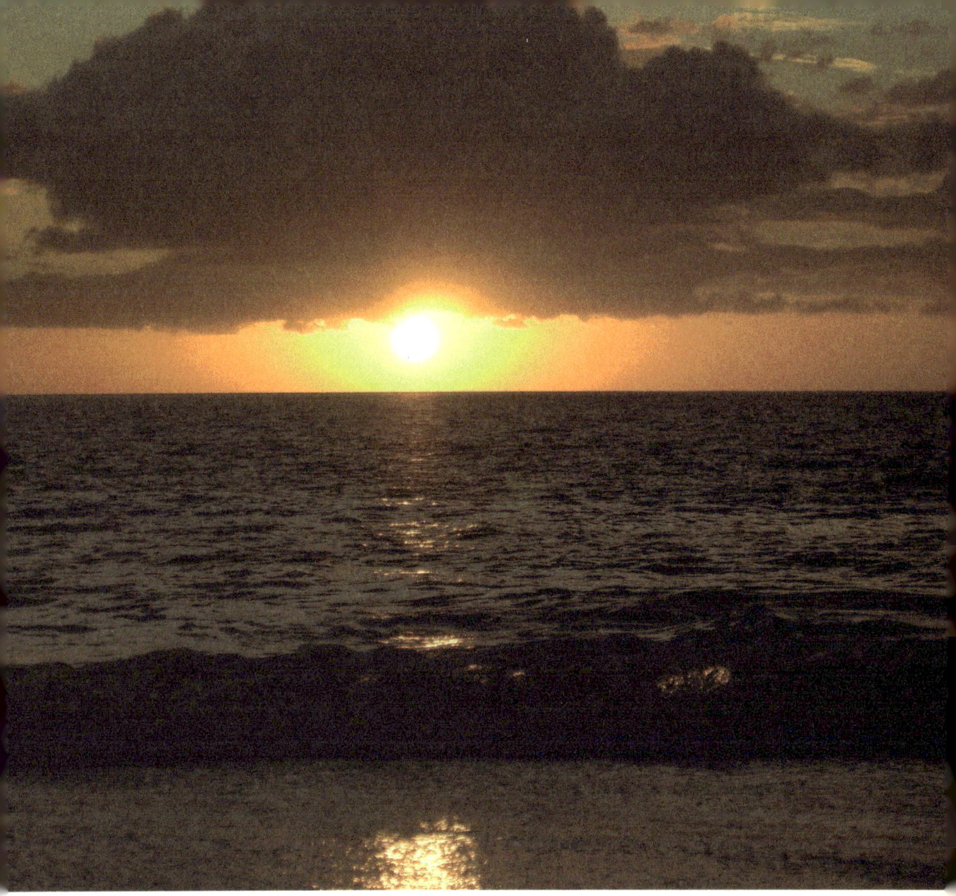

Draußen im harten Leben nebeneinander oder miteinander? Es ist immer leichter, einen Schuldigen zu finden! Das ist doch viel bequemer! Es gibt immer Schuldige, eine oder einen finden wir immer!

Gibt es einen Gott? Wenn ja, dann welchen? Den gerechten und ungerechten, der die heile Welt sterben lässt?

Wer trägt die Verantwortung?

Doch immer die anderen, oder?

Gibt es die Sünde und die Hölle und das Fegefeuer? Ist unser Leben nicht auf Fehler, Schuld und Sühne, Lügen und Ungerechtigkeit aufgebaut?
Finde doch deine Wahrheit!!!

Nur, wo ist sie vergraben, verschollen, versteckt, vertrieben, eingeäschert?
Wahrheit oder Weisheit?

Die Weisheit des Universums

Vor langer Zeit überlegten die Götter, dass es sehr schlecht wäre, wenn die Menschen die Weisheit des Universums finden würden, bevor sie tatsächlich reif genug dafür wären. Also entschieden die Götter, die Weisheit des Universums so lange an einem Ort zu verstecken, wo die Menschen sie so lange nicht finden würden, bis sie reif genug sein würden.

Einer der Götter schlug vor, die Weisheit auf dem höchsten Berg der Erde zu verstecken. Aber schnell erkannten die Götter, dass der Mensch bald alle Berge erklimmen würde und die Weisheit dort nicht sicher genug versteckt wäre.

Ein anderer schlug vor, die Weisheit an der tiefsten Stelle im Meer zu verstecken. Aber auch dort sahen die Götter die Gefahr, dass die Menschen die Weisheit zu früh finden würden.

Dann äußerte der weiseste aller Götter seinen Vorschlag: „Ich weiß, was zu tun ist. Lasst uns die Weisheit des Universums im Menschen selbst verstecken. Er wird dort erst dann danach suchen, wenn er reif genug ist, denn er muss dazu den Weg in sein Inneres gehen."

Die anderen Götter waren von diesem Vorschlag begeistert und so versteckten sie die Weisheit des Universums im Menschen selbst.

Wer hat sie schon gefunden?

Wie fühlt sich mein Körper an?

Das innere Lächeln

Wir leben in einer Welt, in der die meisten Menschen ihr Lächeln verloren haben. Unseren Körper nehmen wir nur wahr, wenn er schmerzt, und dann sind wir nicht gut auf ihn zu sprechen, denn er funktioniert nicht so, wie wir es gerne hätten. Das innere Lächeln ist eine Reise zu den inneren Organen, um sich mit ihnen auszusöhnen und die Energie zu harmonisieren.

Gesundheit ist mehr, als nur die Abwesenheit von Krankheit

Hör auf, deine Krankheit zu bekämpfen – fördere deine Gesundheit!

Gesundheit – Was ist das? Geld, Beruf, Familie, psychologische und physiologische Säulen? Was ist wahre (Ware) Gesundheit?
Wie steht es um deine Gesundheit? Bist du vielleicht „halbgesund“?

Mein Ziel:

Gesunder Geist, gesunder Körper, reine Seele

Saubere Luft, sauberes Wasser, saubere Erde ... für gesunde giftfreie Nahrung

Meine Eigenverantwortung!

Verständnis für Andersdenkende ...

Die Energie IST überall!

Die Hilfe liegt schon so nahe, dass wir sie nicht, oder eben nicht mehr, sehen können, wollen, dürfen.

„Wir wollen alle in den Himmel“, „Du wirst nicht in den Himmel kommen, du wirst in der Hölle brutzeln!“
Diese und viele andere Sprüche und Vorurteile hören wir täglich überall!
Im Elternhaus mit dem drohenden Zeigefinger bereits im zarten Babyalter: mit einem lächelnden Gesicht und drohender Gebärde und von oben herab! Wie eben der Vorgesetzte mit seinem Sklaven!

Es hat sich eben nichts verändert – sogar verschlechtert!
Wir müssen aufpassen. Eltern sind verzweifelt, Lehrer beinahe machtlos –

das **SYSTEM**

(na, du weißt schon: Bücher wie „Die unsichtbare Hand“)
lacht und freut sich: wir sind genau im Wendepunkt, die Wirtschaftsschere geht auf wie nie zuvor!
Immer mehr Verarmte und immer mehr zum Reichtum Verurteilte verschmutzen unseren so geliebten und zugleich verhassten Planeten. Wer spielt da wieder mit uns?
Wer erinnert uns täglich an unsere oder deine Angst?

Angst um unsere **Gesundheit**: damit du nicht an .... erkrankst!

Wie groß ist das Bild der Zecke auf dem „Informationsblatt der Ärztekammer“, um Angst und Schrecken zu verbreiten?

Eltern, die **auf neuen Gesundheitswegen** die Wende einleiteten, wurden und werden schief angeschaut und bis aufs Letzte kritisiert und ausgegrenzt aus unserer so sozialen Gesellschaft!
Sie mussten sogar schriftliche Erklärungen unterschreiben:
... ich übernehme die Eigenverantwortung, im Falle ...
Kennst du diese Machtausübung, diesen Terror, diese so perfekt getarnten Spielchen?
Es geht um dein Leben!
Wer ist für dein Leben verantwortlich?
Hast du gelernt, Verantwortung zu übernehmen?
Ja klar, im Außen, immer für die anderen. Wie die drei Musketiere: einer für alle und alle für einen!

Super – und das seit Jahrhunderten. Unsere Kinder müssen das – ob sie wollen oder nicht – als Wahrheit akzeptieren und natürlich auch umsetzen!

Und wenn sich unsere Kinder a n d e r s verhalten, haben die Mächtigen auf unserer Erde sofort unzählig viele **UNHEILBARE KRANKHEITEN** für unsere Noch-nicht-Geborenen und Neugeborenen, Babys und Nochbabys, Frühreife und Spätzünder, Nervöse und Übernervöse, Faule und Überfaule, Introvertierte und Extrovertierte, Morgenmuffel und Frühaufsteher, Schläfer und Nichtschläfer, Workaholics und Leisurolics ... erfunden!

Ich kann diese Verurteilungen oder Kategorisierungen beliebig weiterführen – bis blond oder nicht, schwarz oder weiß, klein oder groß, dick oder dünn, und dazu alle Suchtverhalten, die wir tatsächlich haben!

Während der Schwangerschaft auf einmal Lust auf Saures zu haben!
Ist sogar überaus gesundheitsfördernd.
Denn somit gleicht die Schwangere ihren Säure-Basen-Haushalt natürlich aus!
Sauer macht lustig!!!
Aber wer darf schon lustig sein? Niemand!
Lachen ist verboten!

Das Leben besteht aus harter Arbeit & Arbeit & Arbeit & ...
Kann ich das überhaupt?
Welche Voraussetzungen und Kriterien muss ich mitbringen?

Nur der Starke überlebt, gewinnt und triumphiert und regiert!!!
Wo führt das hin? Ins totale Regime! Was wollen wir mehr?
Alles ist vorgegeben!

Vorsorgen!??? Für wen? Na, für die Pension! Für welche? Na für meine! Denn dann lass' ich die Sau raus!!!
Wenn ich lange genug warte, ist die Sau bereits TOT!

Wer freut sich schon auf die Pension?
Wer wartet auf sie? Wer erwartet sie schon sehnsüchtig?
Und wer kann sie nicht mehr erwarten und stirbt – innerlich?
Und lässt diese Wut an anderen aus?

Träume nicht dein Leben,
sondern lebe deinen Traum.

Rabindranath Tagore, indischer Philosoph

HEUTE
ist dein
bester Tag!

Tu was,
dann tut
sich was!

T U N

Harald Wally

Warnung:

diese Fragen können dein Leben verändern!

Hast du dein Lebensziel aus den Augen verloren?

Verstehst du dich selbst nicht mehr?

Weißt du einfach nicht mehr weiter?

Bestimmen Krankheiten dein Leben?

Hast du Probleme in der Familie, Partnerschaft,
finanzielle Sorgen?

Fehlt dir beruflich die Freude oder Anerkennung?

Passiert dir immer wieder das gleiche Desaster?

Entscheidest nicht du selbst, sondern eine innere Unruhe?

Suche einen neuen Weg, das Leben zu gestalten!

Hilf mir, es selbst zu tun.

Maria Montessori
italienische Ärztin, Reformpädagogin, Philosophin, Philanthropin

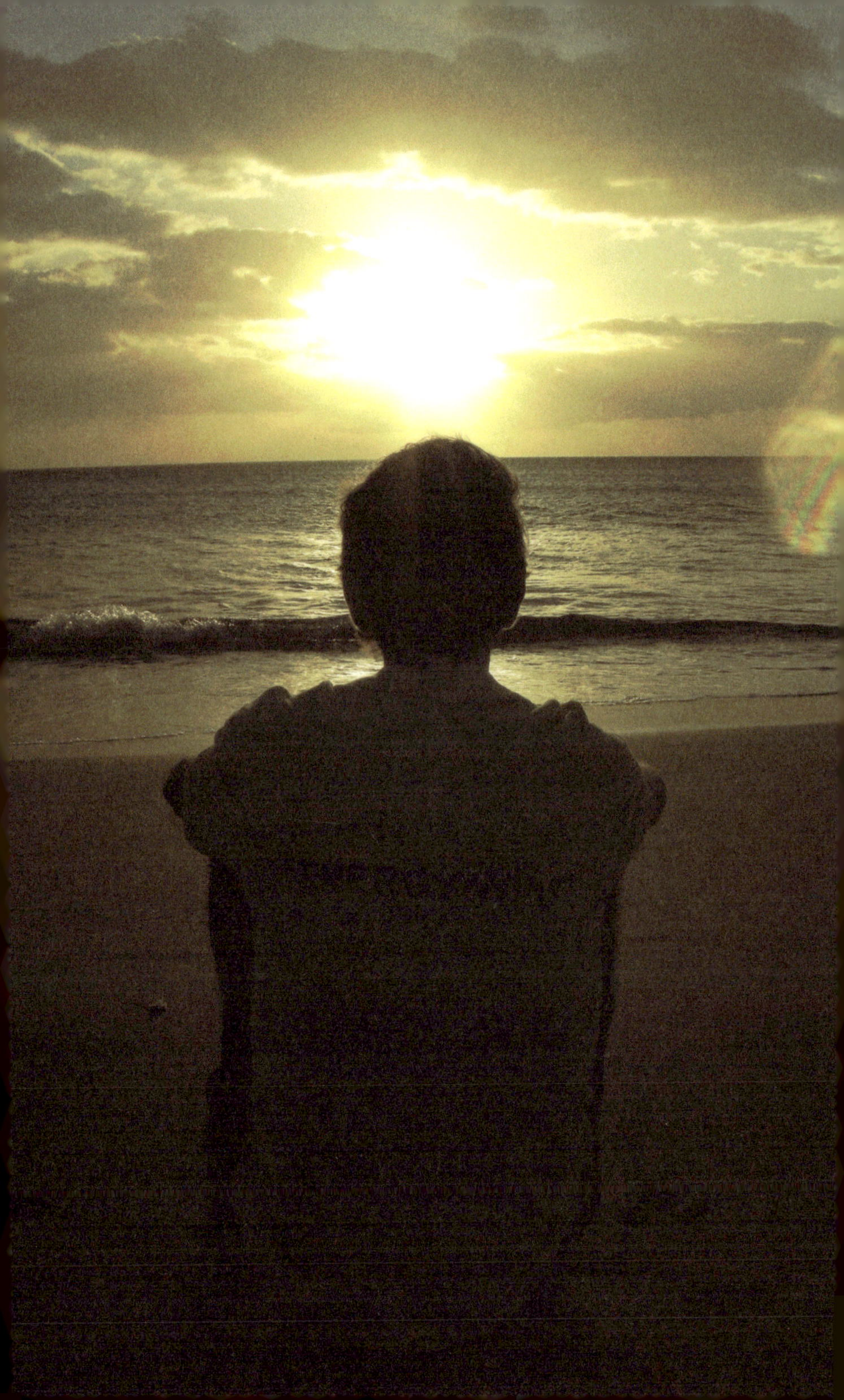

Meine Meditation

„Die Reise deines Lebens“

Begleite mich auf eine Reise, die dein bisheriges Leben verändern wird.
Für eine Reise in dein Unterbewusstsein schlage ich dir folgendes vor:

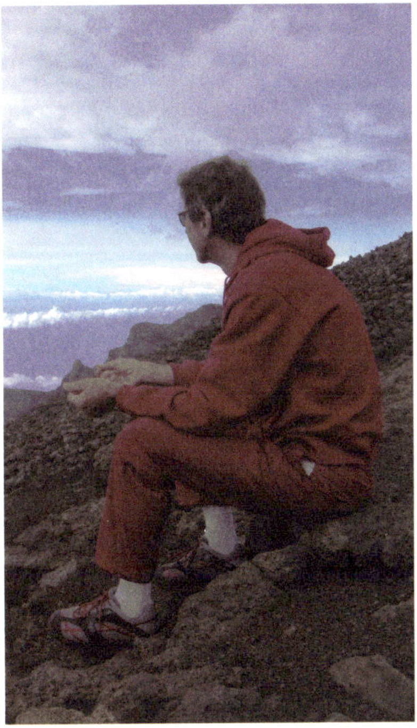

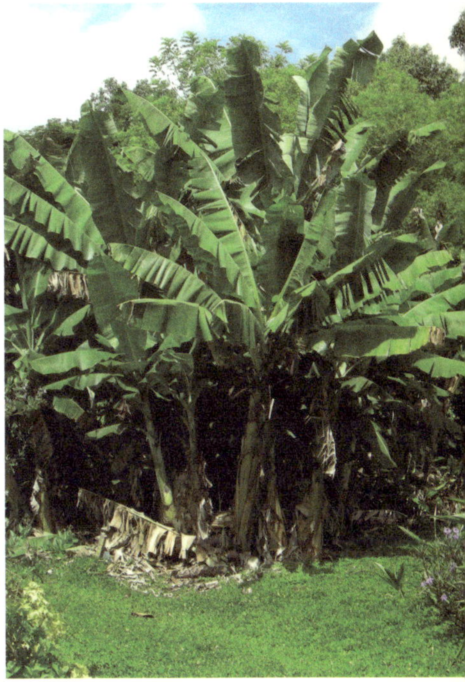

Nimm dir Zeit, vielleicht eine halbe Stunde oder mehr.
Deine Grundbedürfnisse wie Hunger, Durst und Sex müssen befriedigt sein!!!
Suche dir einen ruhigen Raum, einen Balkon, eine Sonnenterrasse, einen Ort, wo du ungestört für dich sein kannst, in der Badewanne, im Whirlpool, im Swimmingpool, an einem See, auf einer Wiese, im Wald an einer Lichtung, auf einem Berg, an einem kleinen Bächlein, auf einem Segelboot, an einem Sandstrand, wie hier auf Maui – kilometerlanger weißer Sandstrand nur für dich alleine.

Schalte alle Störquellen aus, wie Handy, Telefon, Wecker, TV, Licht usw.
Informiere dein Umfeld, Partner, Kinder etc., dass du jetzt für eine gewisse Zeit alleine sein möchtest!
Zieh dir eine bequeme Kleidung an, die dich nicht beengt, der Duft von Kerzen oder gar Duftkerzen verfeinern deine Reise. Decke dich zu mit einer leichten oder warmen Decke, lass' Körper, Geist und Seele freien Lauf.

Du kannst dabei auch deine Lieblings-Entspannungsmusik hören, wenn du willst. Es funktioniert natürlich auch ohne Musik. Mir persönlich hilft die Musik dabei. Natürliche Geräuschkulissen sind dabei hervorragend geeignet; zum Beispiel eine sanfte Windkulisse, das Rauschen eines Baches, das Singen der Vögel, das Wellenspiel des Meeres und vieles mehr.

Wenn du gerne Räucherstäbchen oder Räucherwerk magst, entzünde sie, achte auf deine Liegeposition, verwende Polster oder Kissen, Decken, einfach alles, um deine perfekte Liegestatt zu finden; egal ob in der Rückenlage, Seitenlage oder Bauchlage, viele machen es auch im Sitzen. Es muss für dich angenehm sein!

Und dann können wir beginnen:

Spüre nochmals deine Unterlage, auf der du liegst, verbessere sie, wenn nötig, nimm noch ein paar tiefe Atemzüge und rein ins Vergnügen der Erholung!

Die Reise kann beginnen:

Suche dir nun für diese Reise deinen Lieblingsort auf unserer wunderschönen Erde aus; einen Sandstrand, eine Wiese, einen Berg, ein Seeufer, eine Hängematte, oder zeichne für dich einen ganz neuen, unbekannten Ort – irgendwo.

Spaziere an diesem wunderschönen und erholsamen Ort einfach umher, um dort vorort den wirklichen Platz zu finden.
Setz' dich vorerst einmal hin und spür', was du dort im Sitzen empfindest.
Wenn du möchtest, legst du dich dann in deine Lieblingsposition und spürst, welche die angenehmste Position für dich jetzt ist. Im Sitzen oder Liegen. Das liegt nun bei dir.
Und nun, da du deine Lieblingsposition gefunden hast, atme wieder ruhig durch die Nase ein und den Mund wieder aus.
Atme Ruhe und Wohlbefinden ein und dein „Unwohlsein“ aus, lass' es los, um Neues zu entdecken.
Schließe langsam deine Augen, lass' deine Augenlider langsam sinken, lass sie verschmelzen wie zwei Wassertropfen, die dich mit Energie sanft berühren.
(So stelle ich mir jeden Beginn einer Reise vor! Die Vorbereitung ist das wichtigste!)

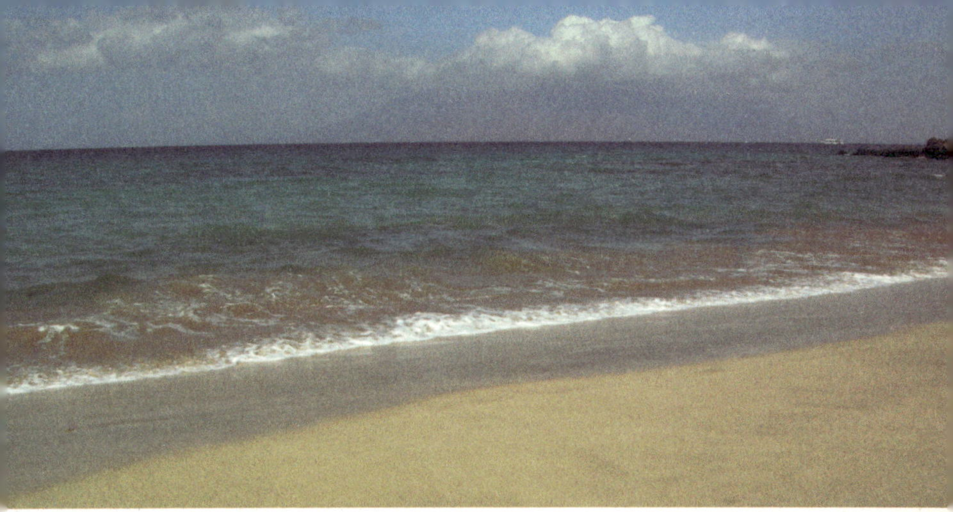
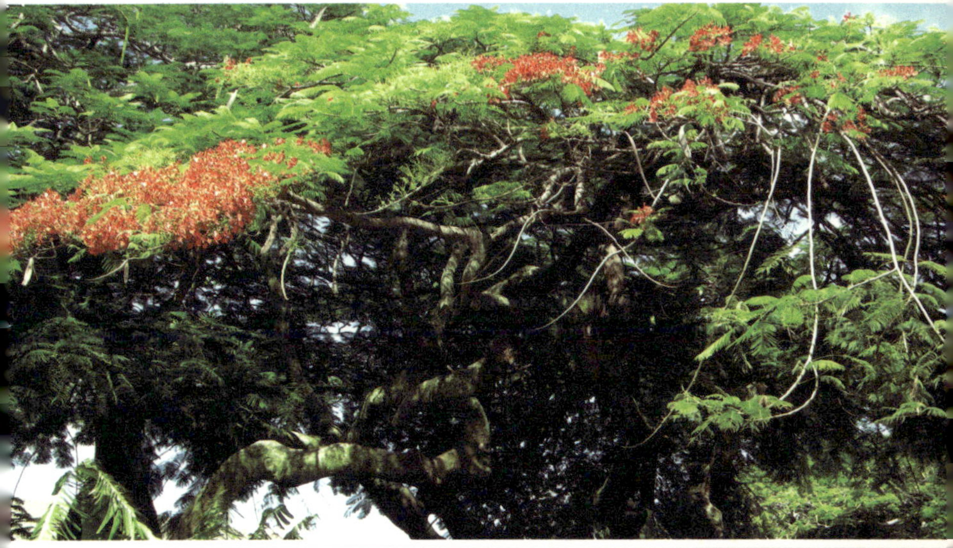
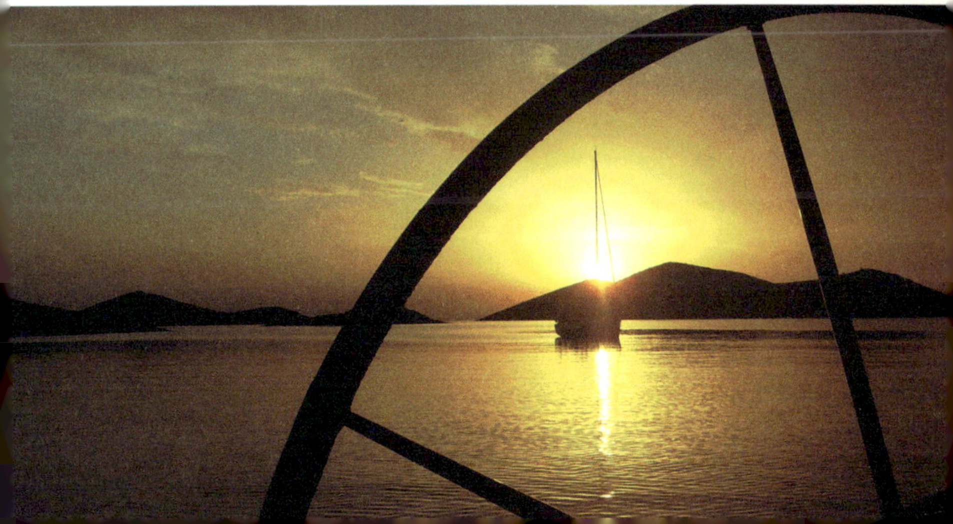

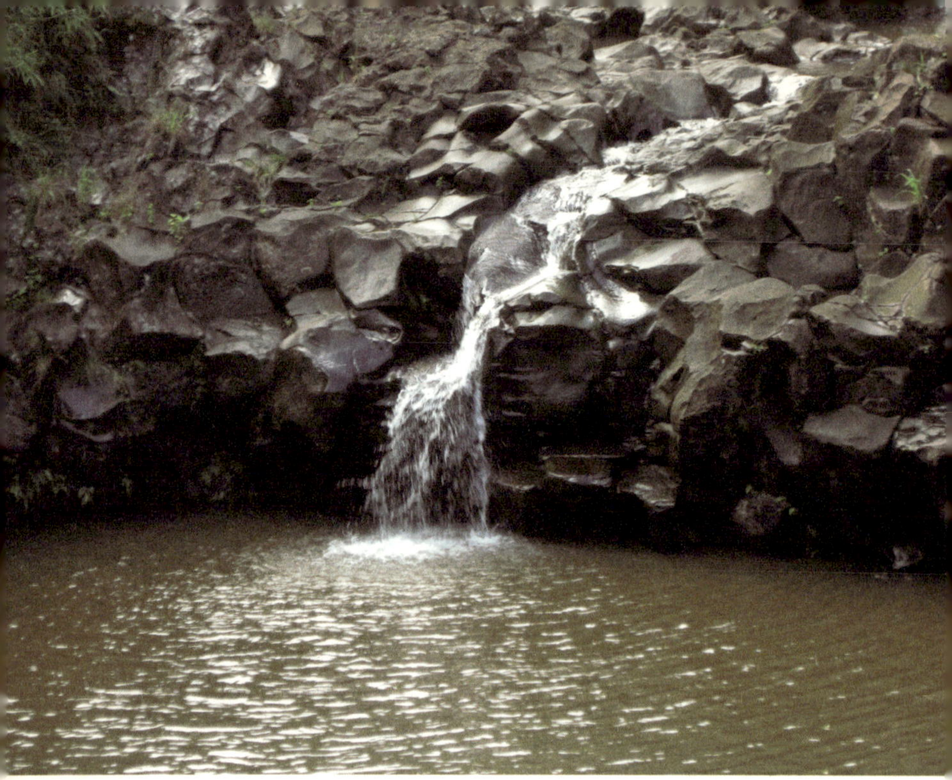

Der zweite Teil führt dich nun schon tiefer in die Entspannung, wenn du es willst: dabei sind nun deine Sinne gefragt und ich stelle dir jetzt mehrere Fragen dazu, die du dir beantworten darfst.

Betrachte deinen Lieblingsort. Was **siehst** du dort?

> Den Himmel mit all seinen Farben von weiß bis blau und rot, die Wolken in allen Schattierungen und Farben und Formen, die auch dazu da sind, um mögliche störende Gedanken an sie weiterzugeben, die vom sanften Wind getragen, deinem Horizont entgleiten.
> Das Wasser, das sich seinen eigenen Weg sucht und sein Ufer mit Sand und Steinen und Gras ...
> Die Wellen des Meeres, die kleinen und großen, das wunderbare Zusammenspiel zwischen Erde und Wasser, das Gras deiner Wiese in allen Farben, die Blumen und Sträucher, die Bäume, Laub- oder Nadelbäume, oder sind es Palmen und exotische Pflanzen, wirklich in allen Farben, die Walt-Disney-Pictures nicht besser malen könnte!

Auf welchem Untergrund liegst du?
Grünes Gras, weich wie Samt,
oder auf weicher, warmer, brauner oder goldener Erde, auf weißem warmem Sand, der dich langsam umhüllt, oder sind es deine Polster oder Decken ...

Was **hörst** du dort?

Den Wind, die Wellen, das Plätschern der einzelnen Wassertropfen, das Rauschen der Blätter, die einzeln auf den Boden gleiten, die Stimmen der einzelnen Vögel, deinen eigenen Atem, deinen Herzschlag, vielleicht sogar deine eigenen Gedanken?
Die Stimmen verschiedener Menschen, angenehme sind hilfreich; die anderen lass los, nimm sie an, so wie sie sind, bedanke dich, dass du sie auf deinem Weg getroffen hast, sie sind ja nur ein Spiegel für dich, lass los, begleite sie auf einer Straße zu den Wolken, sodass sie aus dem Horizont hinausschweben.
Lieblingsmelodien, oder deine Hintergrundmusik

Was kannst du **spüren und fühlen?**

Die weiche Unterlage, den sanften Wind, der mit deinen Haaren spielt, die warmen, angenehmen Sonnenstrahlen, die sich um deinen Körper schmiegen, deine Atemluft, wie sie deinen Brustkorb oder Bauch durchströmt, und wie die verbrauchte Luft deinen Mund wieder liebevoll verlässt, die Ruhe um dich, die Sicherheit, die Leichtigkeit oder Schwere deines Körpers, oder sogar die einzelnen Körperteile, wie deine Beine, Hände, Kopf und Nacken, deine Wirbelsäule, deinen Rücken, deine Haut, deine Gelenke, deine einzelnen Organe wie Herz, Lunge, deine Verdauungsorgane, wie sie ruhig und langsam ihre liebevolle Arbeit tun, die keine ist, da alles von alleine geht, wenn du es nur zulässt, sogar einzeln und unterschiedlich!
Und dein Innenleben, all deine Gefühle, die du als Kind hattest, deine Fantasien ...

Was **riechst oder schmeckst** du an deinem Lieblingsort?

Den Duft des Grases, der Früchte und Sträucher, der Bäume und Pflanzen, vielleicht sogar einen ganz besonderen?
Die Erde, den Sand,
die frische, angenehme Meeresluft,
das Wasser, das Salz,
die Luft,
den Geruch deiner Haut,
den Geruch deines Partners,
deinen Atem,
den Geruch einer Duftkerze,
den Geruch, den du als Kind gern hattest,
einen Fantasie-Geruch der weiten Ferne, die doch so nah ist,
und das Leben in dir.

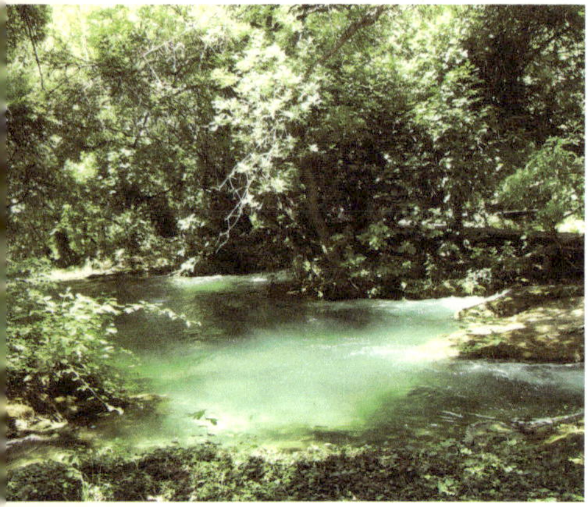

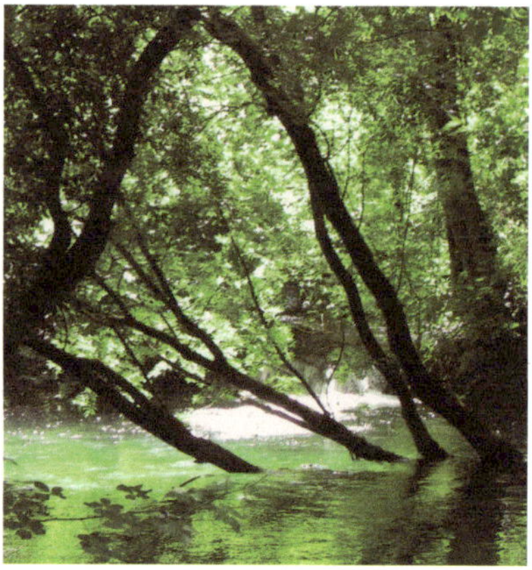

Und das nun alles zusammen in deiner Einheit mit dem Universum, GOTT & DU

Jetzt können wir noch weiter spazieren in deinem Empfinden:

dein Atmen,
deine Verdauung,
dein Schmetterling,
dein weiterer Erfolgsweg,
deine Berufung,
das Zusammenspiel deiner Organe,
dein ICH-Gefühl,
deine nahe und ferne Zukunft

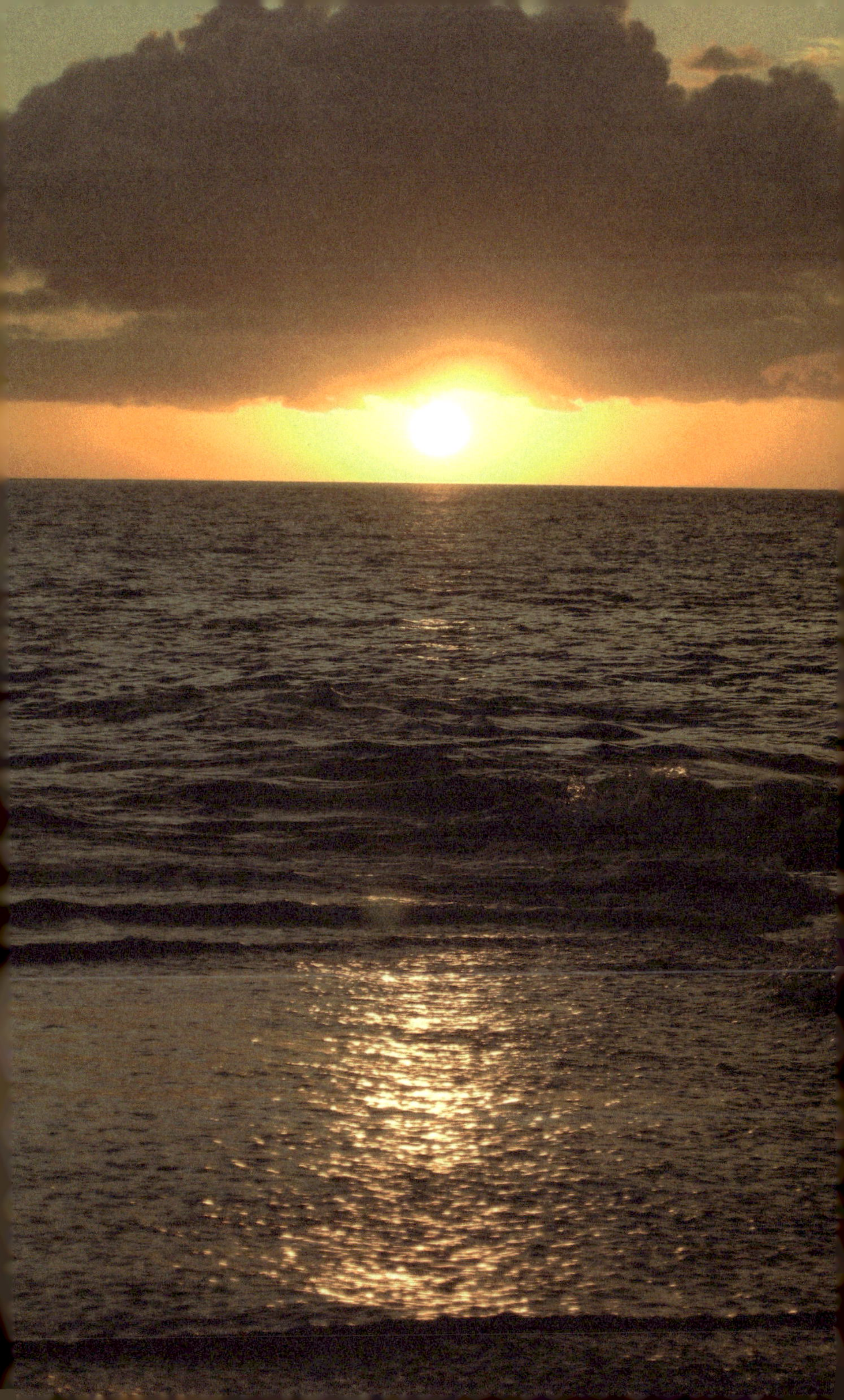

Meditation

„Energie tanken“

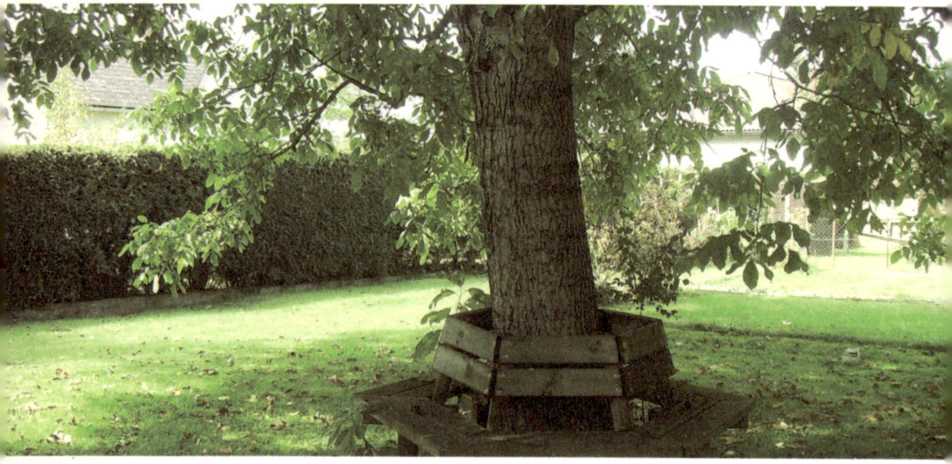

Du machst es dir so gemütlich wie möglich. Du spürst deinen Körper, du hörst die Geräusche im Raum. Du atmest ganz ruhig ein und aus, während du dich mehr und mehr entspannst. Du lässt deine Gedanken einfach an dir vorüberziehen. Du schließt deine Augen und genießt es, einmal der Hektik des Alltags zu entfliehen. Du atmest ein und aus und spürst dabei, wie du immer ruhiger, immer gelassener und immer entspannter wirst. Du beginnst tiefer und tiefer zu sinken, deine Muskeln sind nun ganz entspannt, dein Körper ist nun ganz leicht, locker und frei. Du bist ruhig, entspannt, gelassen und gelöst.

Und während du ganz ruhig atmest, spürst du, wie du immer entspannter und entspannter wirst. Deine Muskeln werden allmählich locker und warm, eine angenehme Wärme durchströmt deinen Körper, und du fühlst dich wohl und entspannt.

Und du spürst nun auf deiner Stirn einen angenehmen, kühlen Hauch, eine sanfte Brise. Diese sanfte Brise bringt dir eine angenehme Klarheit und Ruhe, und dein Kopf fühlt sich nun völlig frei und entspannt an.

Du genießt nun einen Augenblick lang diese Klarheit und Ruhe.

Und in diesem angenehm entspannten und klaren Zustand begibst du dich nun im Geiste zu einer Rolltreppe.

Das kann eine Rolltreppe in einem Warenhaus sein, die du kennst, du kannst dir aber auch eine Treppe ausdenken, so wie du sie gerne hättest.

Diese Rolltreppe wird dich nun langsam, ruhig und sicher nach unten bringen. Und du betrittst die Rolltreppe bei der Zahl 10. Und langsam, ruhig und sicher gleitet die Rolltreppe mit dir nach unten – neun – acht – sieben – sechs – fünf – vier – drei – du bist nun beinahe unten angelangt – zwei – eins – und bei Null bist du unten angelangt und verlässt die Rolltreppe.

Und in dieser Entspannung stellst du dir eine wunderschöne Landschaft, vor, die im strahlenden Sonnenschein liegt.

Das kann eine Landschaft sein, die du kennst und in der du dich wohlfühlst, es kann aber auch eine Landschaft sein, die du ganz nach deiner Vorstellung gestaltest.

Vielleicht ist es eine schöne grüne Wiese, vielleicht ist es ein sonniger Strand oder eine blühende Insel, vielleicht ist es ein Berggipfel oder ein Park. Irgendeine schöne Landschaft.

Und wenn du dich nun in dieser Landschaft befindest, suchst du dir dort einen angenehmen Platz, an dem du dich hinsetzen oder hinlegen kannst, und dort machst du es dir so bequem wie möglich. Während die Sonne dich angenehm wärmt, genießt du die wunderbare Ruhe an diesem Ort, und du schaust dich in aller Ruhe um und nimmst alle angenehmen Eindrücke tief in dich auf.

Und während du dich mehr und mehr entspannst, spürst du ganz stark die Ausstrahlung von Ruhe, Geborgenheit, Wärme und positiver Energie, die dich an diesem Ort umgibt. Und du speicherst diese Ruhe, Geborgenheit, Wärme und positive Energie ganz tief in deinem Inneren.

Und während du allmählich immer mehr von positiver Energie erfüllt wirst, versuchst du zu hören, welche Geräusche es in deiner Landschaft gibt. Vielleicht hörst du das Zwitschern von Vögeln, das Plätschern von Wasser oder Wellen oder das angenehme Geräusch des Windes, der sanft über dich hinweg streicht.

Und vielleicht bringt dieser Wind auch angenehme Gerüche mit sich, vielleicht den Duft von blühenden Blumen oder einen zarten Harzgeruch, oder den Geruch von frischem Gras. Und du nimmst diese angenehmen Gerüche ebenfalls ganz tief in dich auf.

Und ganz erfüllt von den angenehmen Eindrücken, die deine Landschaft dir vermittelt, spürst du immer deutlicher die Wärme der Sonne, und du versuchst dich ganz auf die Sonne zu konzentrieren.

Du schaust hinauf in den leuchtenden Himmel, der von den Strahlen der Sonne erfüllt ist, und du badest im strahlenden Licht der Sonne und nimmst dieses Licht ganz in dich auf, bis dieses Licht dein Inneres erfüllt.

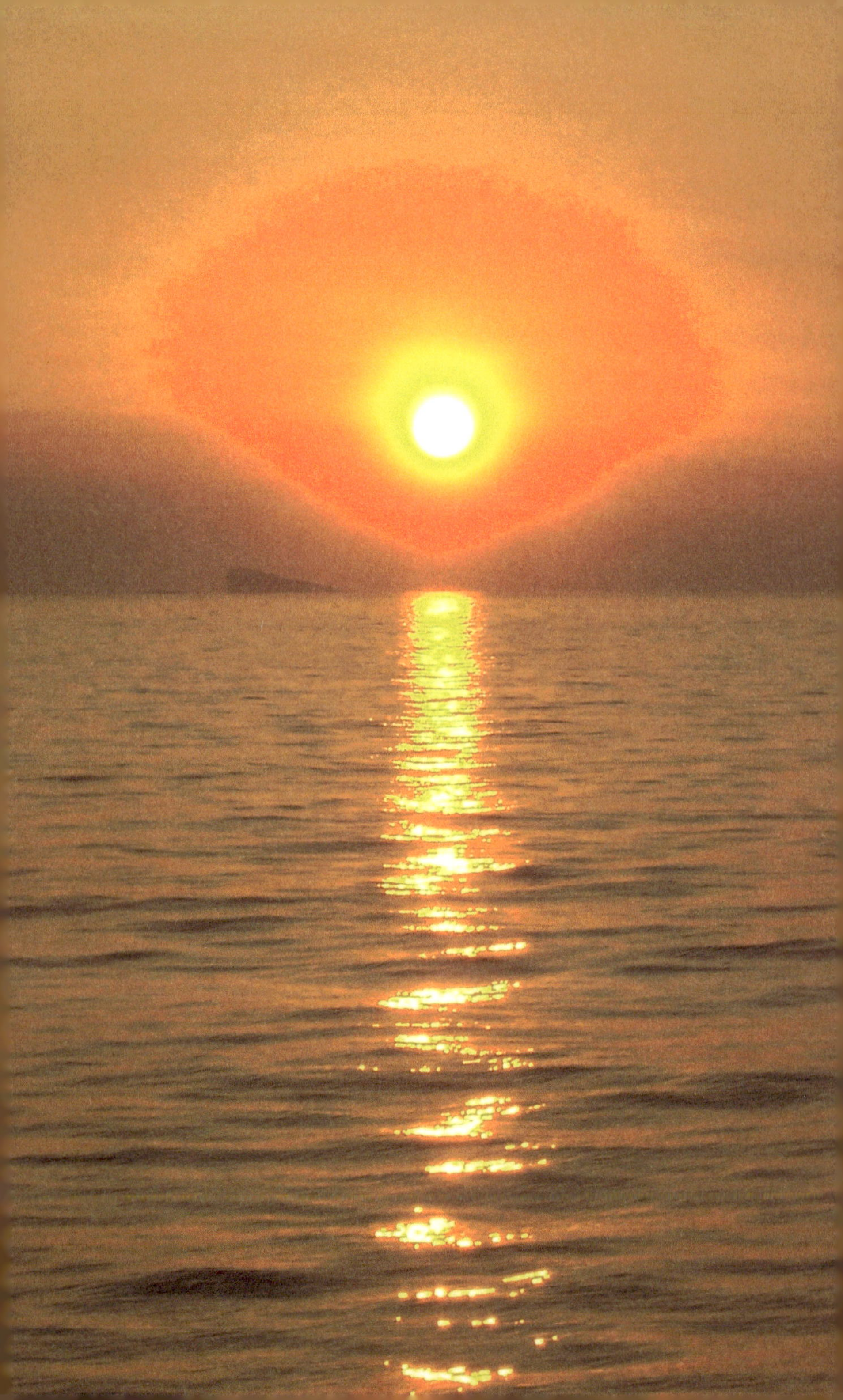

Und du konzentrierst dich nun auf die Sonnenstrahlen auf deiner Haut. Du spürst die angenehm warmen Sonnenstrahlen ganz deutlich auf deiner Haut, und langsam dringt die angenehme Wärme immer tiefer in deinen Körper ein, und du spürst, wie deine Haut sich angenehm warm anfühlt, und die Wärme dringt bis in deine Muskeln und Gelenke und macht sie weich, locker und geschmeidig. Und in dieser angenehmen Wärme wirst du immer lockerer und entspannter.

Und mit der Wärme der Sonne erfüllt dich auch ihre Energie immer mehr. Du spürst, wie du die Energie der Sonne über deine Haut und deine Augen aufnimmst, und diese Energie strömt durch deinen ganzen Körper und erfüllt ihn schließlich bis in die Fingerspitzen und die Zehenspitzen. Dein ganzer Körper ist völlig erfüllt von Kraft und Energie, und du fühlst dich wunderbar stark und lebendig und voller Tatendrang.

Und du schaust dich jetzt noch einmal in deiner schönen, sonnigen Landschaft um und nimmst noch einmal alle angenehmen Eindrücke tief in dich auf und speicherst sie in deinem Inneren.

Während du von Energie, Licht und Wärme ganz erfüllt wirst, nimmst du allmählich Abschied von deiner Landschaft. Du lässt dir viel Zeit dabei, und es ist ein fröhlicher Abschied, denn du weißt ja, dass du jederzeit hierher zurückkehren kannst, wenn du es möchtest.

Ganz langsam entfernst du dich immer weiter von deiner Landschaft, aber die Energie, das Licht und die Wärme nimmst du mit dir.

Und völlig erfüllt von Energie, Licht und Wärme, wendest du dich jetzt wieder deiner Rolltreppe zu, die dich zuvor hinunter gebracht hat, und du fährst jetzt wieder die Treppe hinauf.
1 – 2 – 3 – 4 – 5 – 6 – 7 – 8 – 9 Pause – und bei 10 bist du wieder oben angelangt. Du atmest tief ein, reckst und streckst dich kräftig und öffnest die Augen.

Um dein Leben zu gestalten, bedarf es der Ruhe und Gelassenheit. Beides findest du auf einem speziellen Weg. Diese besondere Reise hat viele Namen:

Meditation

Versenkung

Gebet

Oft ist es für mich auch ein

Gespräch mit Gott

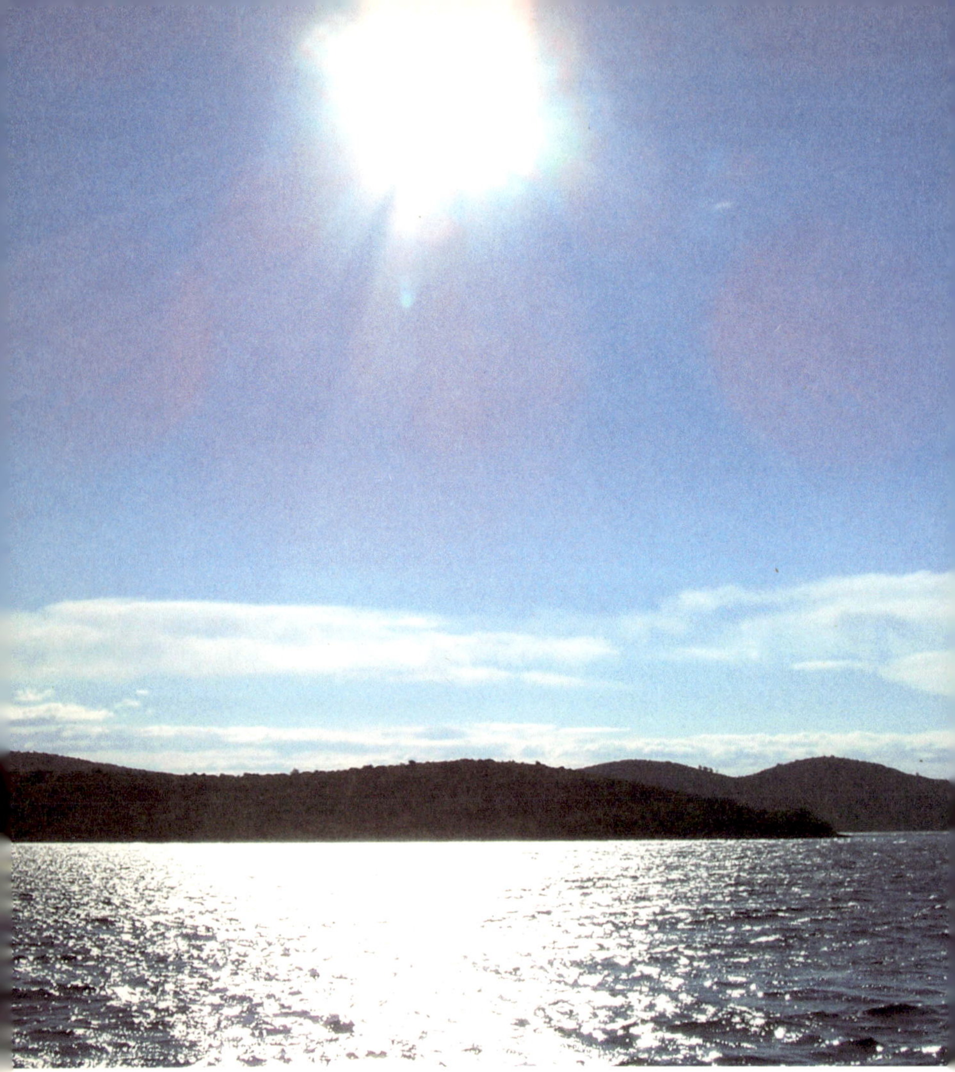

Egal, wie du es nennst; seit Tausenden von Jahren und in vielen Kulturen hat es immer den gleichen Zweck:

den Geist und die kreisenden Gedanken zur Ruhe kommen zu lassen,

Stress, Sorgen und Ängste loszulassen,

Entspannung, inneren Frieden und Gelassenheit zu finden,

sich auf das Wesentliche – das pure Sein – zu konzentrieren.

Kundenfeedbacks

Bad Ischl, August 2007

Chaos im Kopf – Chaos im Darm – Nacken-, Rückenprobleme – Osteoporose – viel zu hohes extrazelluläres Körperwasser – gefäßschädigendes Homozystein, erbbedingt!

Was stürmte da alles auf mich ein, und das im ersten Pensionsjahr 2005! Musste ich mich doch erst einmal von meinem Pensionsschock erholen, so kam gleich ein Schlag nach dem anderen auf meinen Körper!
Mit meiner geschundenen Seele stand ich ganz alleine da, ohne Rückhalt seitens meiner Familie. Ich riss mich zusammen, jammern war unangebracht.
Als Privatpatient, dachte ich, werden mir ja meine Ärzte die vielen medizinischen Fragen beantworten. Diese Hoffnung wurde gleich im Keim erstickt.
Die Osteoporose-Diagnostik wurde mir zwischen Tür und Angel hingeworfen, wobei mich drei Augenpaare anstarrten (Arzt, Sprechstundenhilfe, Lehrling). Ich rettete mich weinend in mein Auto in der Tiefgarage, wo ich dann die ganze Tragweite begriff. Ich sah meine verkrümmte, nicht mehr aufrecht gehende Mutter mit ihrem schmerzverzerrten Gesicht vor mir. Als sich der erste Schock gelegt hatte, fasste ich doch den Vorsatz, zu kämpfen. So ging ich zu meinem Hausarzt und bekam den zweiten Schlag mit den Worten: „Was nicht im Knochen drin ist, geht nicht mehr hinein." Das verschriebene Bisphosphonat sollte ich aber doch nehmen. Folgsam, wie ich war, hielt ich mich an die Einnahme.
Dann erwachte wieder meine Kämpfernatur. Ich beschäftigte mich mit der Schul- und insbesondere mit der Komplementärmedizin, begann mit täglichem Sport in der Gruppe und achtete auf eine ausgewogene Ernährung. Da es mir trotz allem weiterhin seelisch sehr schlecht ging und meine verstorbenen Eltern und mein mit 18 Jahren plötzlich verstorbener Bruder vor meinen Augen lebendig wurden und ich von diesen negativen Erinnerungen nicht loskam, lernte ich im Sommer 2006 in Bad Ischl Herrn und Frau Bauer kennen. Ich war fasziniert, wie Herr Bauer mit seiner Gabel (Wünschelrute) in meiner Aura alle Verstorbenen entdeckte. So ließ ich meine Aura in einer fast zweistündigen Sitzung reinigen. Ich empfand anfangs eine große Erleichterung. Das Tor, durch das meine Verstorbenen gegangen sind und das dann geschlossen wurde, als Herr Bauer die Phantasiereise machte, öffnete sich in meinen Gedanken nach cirka vier Monaten wieder. So standen im Winter die Toten wieder vor mir auf und zwar noch viel stärker. Mit meinem täglichen Sport versuchte ich so schlecht und recht über die Runden zu kommen, denn im Sport werden auch Glückshormone freigesetzt.
Als ich den „Tag des Schmetterlings (Schilddrüse)" von Harald Wally im Frühjahr 2007 in Bad Ischl miterleben durfte, begann ich mich intensiv mit meinem Körper auseinanderzusetzen; nach Harald Wallys Motto „Wer ist die wichtigste Person in meinem Leben – der liebe Herr Gott & ICH".

Das ganze Haus und Harald öffneten sich für die Allgemeinheit an diesem Tag. Ich hörte seine Vorträge, alle Fragen wurden beantwortet und ich erkannte sein großes Wissen, zumal er mich ansprach: „Ihr Kopf ist nach rechts geneigt, Ihnen fehlt Zuwendung!“ Er traf den Nagel auf den Kopf. In dieser großen Menge von Zuhörern sah er das. Ich war beeindruckt.
Im Veranstaltungsprogramm informierte ich mich über seine Vorträge und Seminare und dachte:
„Dieser Energiemasseur ist genau der richtige für meine Rückenbeschwerden und mein seelisches Tief“, denn ich wusste, Seele und Rücken hängen zusammen. Ich dachte, ich muss es mit ihm versuchen!
Deshalb buchte ich gleich eine „Energiemassage“ und nahm im August 2007 an seinem Seminar „Massage & Energietipps für Alltag & Beruf“ teil. Dass ich in den Augen meiner Familie ein Egoist geworden bin, störte mich wenig. Hatte ich doch in Beruf und Familie voll meine Pflichten erfüllt!
Jetzt kam mein Körper dran, nach Haralds Worten. Inzwischen konnte ich einen großen Erfolg hinsichtlich meiner Knochendichte erreichen. Deshalb glaube ich fest daran, im Herbst ganz aus dem Gefahrenbereich heraus zu sein.
Ich habe durch ihn gelernt, Negatives zu erkennen, darauf zu reagieren, Positives zu denken und sofort umzusetzen – das heilt, bringt Energie.
Meine Denkmuster mussten sich noch ändern. Inzwischen habe ich auch meinen Orthopäden und meinen Hausarzt gewechselt und fühle mich bei beiden gut aufgehoben, besonders weil sie die Homöopathie anwenden. Mein jetziger Hausarzt spricht wie Harald Wally von der „Cholesterinlüge“ und ich merke, dass beide mit ihren Ansichten auf einer Linie liegen. Sollte ich doch bei meinem früheren Hausarzt wegen meiner etwas erhöhten LDL-Werte einen Cholesterinsenker nehmen, trotz freier Halsschlagadern und sehr gutem HDL-Wert und bestem Folsäure-Wert! Ich hätte meine Knochen damit weiter kaputt gemacht. Cholesterinsenker sind schlecht für die Knochen, schreibt der Münchner Heilpraktiker Uwe Karstädt.
Unermüdlich beantwortete Harald Wally im Seminar im August die vielfältigsten Fragen, und wenn er sie nicht beantworten konnte, gab er es auch zu. Ich fühle mich gut aufgehoben und endlich verstanden. Er nahm sich Zeit. Als sich zum Schluss des Seminars Herausforderungen auftaten, hat er sie gelöst, ohne auf die Uhr zu schauen, weit über die vorgegebene Zeit hinaus, bis eben alles geklärt war.
Auf einmal erkannte ich, dass auch von meinen Händen Energie ausgeht. Ich buchte noch ein Seminar über die „Energiebilanz meines Körpers“ um mich weiter zu vertiefen.
Sein Wissen, sein mitmenschlicher Umgang, seine Erfolge sind bei seinen Klienten hoch geschätzt. Die Personen, die ich kennengelernt habe, alle danken sie ihm. So wurden auch meine Erwartungen in den Kursen und Vorträgen nicht nur erfüllt, sondern übertroffen. Die Gruppe hat mich stets getragen, denn ich war eine „0-Anfängerin“. So kenne ich mich jetzt auch mit Massagegriffen, mit Lymphen und Energiebahnen aus. Harald und die Gruppen haben mir geholfen, alte Denkmuster loszuwerden. Als das erste Phantasiebild noch nicht zum Erfolg führte, versuchte es Harald mit der „Baumübung“, bei der ich Wurzeln fassen konnte. Durch das Halten von Händen und Füßen fühlte ich mich sicher und

konnte das Belastende loslassen. Durch die Handberührung floss Energie. Später wurde ich durch die Musik in die Rhythmik und Beweglichkeit zurückgeholt und somit konnte ich die Realität für mich besser erkennen. Jeder in der Gruppe nahm bei meiner sogenannten „Befreiung" einen bestimmten Platz ein und gab mir die Sicherheit, nicht allein zu sein. So konnte ich mich von alten Ängsten und Selbstvorwürfen befreien. Gezielt versuchte Harald meine Energiepotenziale aus mir hervorzuholen. So setzte er mich als „Mutter Maria" (ich habe mich dabei wohlgefühlt) bei anderen Teilnehmern ein, um deren Muster aufzulösen.
Ich vermochte wirklich durch Handauflegen auf die Schultern und Konzentration auf die schwarze Madonna in Altötting Energie fließen zu lassen. Für mich war das alles faszinierend und mein angeknackstes Selbstbewusstsein wurde gestärkt. Harald Wally hat zwar ein Konzept, geht aber nicht in strenger Reihenfolge danach vor. Seine Kurse verlaufen maßgeschneidert auf die Gruppenteilnehmer zu, je nachdem, wo gerade Hilfe für den Einzelnen gebraucht wird, oder wo ein anderer sinnvoll eingesetzt werden kann. Dabei werden auch die praktischen Techniken erlernt.
Einmal ging es mir so schlecht, weil ich erkannte, warum ich mich so schwer von meinem Vater lösen konnte. Harald ging gleich vor Beginn des Seminars mit zwei bereits geschulten „Energieberatern" auf mein Problem ein und zeigte mir die Lösung. Das ist das Schöne! Man braucht keinen Rucksack unnötig herumzuschleppen. Danke Harald!
Harald Wally fährt doppelgleisig: er gibt Praktisches und Energetisches – er verknüpft beides so fließend und stimmig, so wunderbar. Mit seinem langjährigen umfangreichen und fachlichen Erfahrungswissen, mit seinem Gespür und großem Einfühlungsvermögen führt er die Gruppe mit Hilfe seiner Flexibilität sanft ans Ziel. Inzwischen hatte ich mein zweites Seminar über „Energiebilanz" absolviert. Je mehr ich mich mit seiner Energiemethode beschäftigte, umso ruhiger ging ich mit meinen Beschwerden um. Seine Idee ist, mit positiven Gedanken zur Selbstheilung zu kommen. Deshalb glaube ich immer mehr an die „Macht der Gedanken". Hat doch auch mein Vater sie eingesetzt! Mit 65 Jahren hatte er eine Lungenkrebs-Operation – er wurde 97 Jahre alt. An die „Macht der Gedanken" glaube ich – den Film „The secret" empfehle ich jedem.
Nach dem Buch der Louise L. Hay „Heile deinen Körper" habe ich nach ihren Beschreibungen selbst mein Denken zu ändern versucht. Das funktionierte leider nicht. Aber nach den Tagen mit Harald weiß ich, dass ich ein anderes Denkmuster so langsam aber sicher in meinem Kopf einprogrammiere. Harald zeigte jedem Teilnehmer den Weg, den jeder selbst gehen muss. Ich habe ihn gefunden.
Wie schön, dass es dich gibt, dass ich dich kennen lernen durfte! Wann immer es geht, lasse ich die Sonne auf meinen Körper einwirken, besonders auf mein Zentrum – den Bauch. Die Strahlen, die wunderbare gelbe Farbe, sie wärmen mich, sie erzeugen in mir ein Glücksgefühl und geben mir Energie. Ich mache tiefe und ruhige Atemzüge und fange an zu meditieren. Harald Wally spricht so schön in Bildern, so fällt es einem leicht, das zu übernehmen. Seine Energiegriffe sind in meinen Tagesablauf involviert und meine Ängste, die sich wegen körperlicher Beschwerden angestaut haben, vermag ich nun loszulassen. Ich fühle mich

immer besser und meine Seele ist vom goldenen Licht erhellt. Ich hätte nie gedacht, dass in mir durch das Rückenseminar solch eine innere Gedankenumwandlung passieren würde. Ich fühle Energie und schicke positive Gedanken an andere weiter. Ich habe alles aufgesaugt, wie ein Schwamm das Wasser. Mit seiner Hilfe konnte ich alte Denkmuster loslassen und in der Gruppe wurde ich getragen. Seine Tipps hinsichtlich der Verdauung zeigten auch Erfolg. Mein Stuhl war vor einigen Tagen so schwarz.
Anfangs führte ich das auf die Umstellung im Urlaub zurück, obwohl ich im Essverhalten keine Änderung hatte. Es waren die Gifte, die mein Körper nach und nach ausgeschieden hat, was mir erst so nach und nach bewusst wurde.
Ich wusste, Darmblutungen konnten das nicht sein, da ich erst im Juli eine Darmspiegelung hatte. Nach dem Verdauungsvortrag und meinen Beobachtungen realisierte ich gleich diese Tatsache. Je mehr ich mich befreien konnte, umso besser funktionierte meine Verdauung und der Stuhl wurde heller – zwischendurch wieder dunkler. Ich bin froh darüber, somit verlassen die Gifte meinen Körper. Ich mache auch die erlernten körperlichen wie bildhaften Übungen dazu und es funktioniert s o g u t.

Was mich besonders berührte:
Harald wendet sich immer an Gott. Er bindet ihn in all sein Tun ein. Ich spüre, dass dies nicht nur ein Gerede ist, sondern es kommt aus seinem Herzen. Durch seine Worte fand ich mein seelisches Gleichgewicht wieder. Sie sind fest in mir verankert. „Die Verstorbenen kommen und gehen. Lass sie gehen!" Das hilft mir weiter. Er hat für alles bildhafte Erklärungen, die sich umsetzen lassen. Einerseits schwebt er in seinem Denken in anderen Sphären, andererseits steht er mit beiden Beinen fest am Boden. Er ist „verwurzelt". Das hat er uns auch mit seinen Übungen im Park mit den Bäumen fühlen lassen. Deshalb bin ich mir so sicher.
Ich bin stark, ich bin v e r w u r z e l t.
Die Verstorbenen kommen nicht wieder, wie damals. Ich lasse jetzt die Toten in liebevoller Erinnerung kommen und lasse sie wieder g e h e n. Ich hole mir das goldene Sonnenlicht in mein Herz und schütze mich mit dem violetten Licht nach außen. Harald hat mir den Weg dazu gezeigt. Vielleicht kann ich auch einmal durch meine positiven Gedanken etwas in meinem Umfeld bewirken! Ich hätte vor drei Wochen nie an die „Macht der Gedanken" geglaubt. Ich fühle mich so frei, so leicht, wie ein Vogel.

Der Herrgott möge Dich, Harald, beschützen, damit Deine Botschaft noch viele Menschen erreicht.
Danke Harald und weiterhin viel Kraft!

Danke! Danke! Danke!
(die magische Zahl 3)

M. K., Deutschland

Anita Neuhold

Lieber Herr Wally,
ich möchte mich auf diesem Wege bei Ihnen bedanken, da ich wirklich über 4 Wochen täglich einige Tabletten gebraucht habe wegen der Kopfschmerzen und Schulterschmerzen. Und nach einer einzigen Behandlung von Ihnen benötige ich keine Schmerztabletten, ich fühle mich wie ein neuer Mensch und freue mich schon auf einen weiteren Besuch bei Ihnen.
Danke Herr Wally, für alles

Dr. Lynn Phillips – Kalifornien, 2007

Dr. Lynn Phillips, ehemaliges Mitglied der wirtschaftswissenschaftlichen Fakultäten von Stanford und Harvard schrieb:

Herzlichen Dank Harald. Es geht mir gut und ich fühle mich entsprechend, vor allem jetzt, da ich die ganze schlechte Luft mit deinen Übungen loswerde. Meinem Bruder geht es ebenfalls gut, ich habe ihm von dir erzählt und er ist sehr daran interessiert, dich zu treffen und mit dir zu arbeiten. Ich hoffe, wir treffen uns im neuen Jahr in Kalifornien.

Herzliche Grüße, Lynn

Dr. Josef Pühringer, Landeshauptmann von Oberösterreich

Im Oktober 2007 hatte ich Gelegenheit, Herrn Dr. Josef Pühringer, Landeshauptmann von Oberösterreich, in Bad Ischl kennen zu lernen. Bei dem kurzen Zusammentreffen interessierte er sich spontan für meine Arbeit und mein Verständnis von Energiemassage. Ich erklärte ihm das Wichtigste in wenigen Sätzen und hier insbesonders die Energieübung „Ausstreichen des Dickdarms". Er bemühte sich redlich und bemerkte sofort ein angenehmes Kribbeln in seinem Verdauungstrakt.
Ich werde dem Herrn Landeshauptmann bei einem neuerlichen Treffen konkrete Vorschläge für gemeinsame Gesundheitsprojekte in Oberösterreich unterbreiten.

Ing. Michael Ludescher

Im März fuhr ich mit dem Zug von Dornbirn nach Leibnitz zu meiner Mutter. Nach drei Tagen bekam ich Rücken- und Leistenschmerzen. Um fünf Uhr morgens musste ich meine Mutter wecken, ich konnte vor Schmerzen nicht mehr laufen. Sie hatte einen Arzt angerufen, der kurze Zeit später kam und mir eine Spritze gab, mit der Bemerkung, es könne ein Bandscheibenvorfall sein. Um acht Uhr rief meine Mutter Herrn Wally, ihren Energiemasseur, an. Sie erzählte ihm, was mit mir los ist, und gab mir das Telefon. Nun musste ich ihm die Schmerzen beschreiben. Seit drei Tagen konnte ich nicht mehr aufs WC gehen und die Schmerzen im Bereich der Leiste, Beuge und des Rückens waren so arg, dass ich nicht mehr gerade laufen und auf den linken Fuß auftreten konnte. Da sagte Herr Wally, es sei der Dickdarm und nicht die Bandscheibe, ich solle folgende Übung machen: Die rechte Hand unter die rechte Brust halten, mit der linken Hand von der linken Brust nach unten bis zur Leiste streichen und dabei ausatmen. Das sollte ich 18 Mal machen mehrmals täglich wiederholen. Nach dieser Behandlung konnte ich auf WC gehen und mich in drei Tagen total entleeren. Es war eine Erleichterung, der Schmerz ließ nach. Bis Mittag konnte ich bereits wieder gehen und mich an den Tisch setzen. Ich wiederholte diesen Vorgang alle 20 Minuten und war am Abend wieder gesund. Als Dank rief ich am Abend Herrn Wally an und konnte ihm von meinem Wohlbefinden erzählen. Er freute sich darüber und ich bin ihm sehr dankbar.

- **Dietlinde Reimerth aus Graz**

Harald Wally bringt nicht nur meinen Körper in Gleichklang, auch die Psyche tut sich bei der Erholung leichter. Ich bin seit einigen Jahren in Pension und jetzt engagierte Großmutter einer 18-jährigen „selbständigen" und einer dreijährigen sehr aktiven Enkelin. Haralds Energiemethode trägt dazu bei, dass ich jung genug bleibe, um solche Herausforderungen zu meistern: Die Übungen sind für mich ein Weg zur Ausgeglichenheit und eine Möglichkeit, mit meinem Körper zu arbeiten und mich – auch gedanklich – beweglich zu halten. Nach der Massage fühlen sich mein Körper und meine Seele erholt und bereit zur Regeneration. Bereits manifeste Probleme bessern sich durch gezielte Übungen, mein Halux z. B. muss nicht operiert werden, weil ich Haralds Anregungen auch zu Hause regelmäßig umsetze.

- **Mag. Gilbert Hödl, Lixto Software GmbH**

Harald ermöglicht das schnelle und einfache Betreten einer neuen, positiven Welt, die zuvor durch chronische Schmerzen oder Krankheiten verschlossen war. Durch sanfte Energie-Massage kommt der Glaube an die eigene Kraft und das innere Lächeln zurück. Vom Tag der ersten Behandlung an gewinnen die positiven Gedanken die Oberhand. Probiert es selbst aus, niemals bin ich nach einem Triathlon meiner Erschöpfung so locker entschwebt!

• RESNIK-XTREME-TEAM AUSTRIA-Management sports & communication by Sepp RESNIK

Danke, mein lieber Freund für Deine Infos. Ich habe ein schlechtes Gewissen, dass ich keine Zeit hatte, aber meinem Knie geht's Gott sei Dank gut, vielleicht war es auch Deine Vorarbeit und die Spritze danach, weiß man nicht, aber alles ist zur Zeit okay!

Manu

• Karin Gaberc
Schwangerschaft als Chance – Duathlon-Ternitz aus meiner Perspektive:

Bei den heutigen österr. Staatsmeisterschaften im Kurzdistanz-Duathlon 7,6/34/3,8 in Ternitz / NÖ konnte ich völlig unerwartet nach meiner Babypause die Bronzemedaille erringen.
Nach der Geburt von meinem kleinen Sonnenschein Jan, mittlerweile immerhin schon 7 Monate alt, habe ich nach 6-wöchiger Pause wieder mit dem Radeln und leichtem Laufen begonnen.
An ein gewohntes Training war selbstverständlich nicht zu denken, hinzu kam, dass ich meinen Sohn aus Überzeugung voll gestillt habe.
Der Einstieg in eine sportliche Betätigung fiel mir jedoch sehr leicht, da ich diese Gewohnheit die Schwangerschaft hindurch doch sehr vermisst hatte und so meinen Kreislauf nach der Geburt wieder stabilisieren konnte.
Während des Ausdauertrainings die ganzen Monate über war Jan ständig als Copilot in seinem Laufwagen mit mir unterwegs bzw. wurde von seinem Papa im Radanhänger bei den gemeinsamen Radausfahrten ausgeführt.
Als ich vor 4 Wochen mein Kind abgestillt hatte, konnte ich mich wieder über schnelle Einheiten bzw. über ein Intervalltraining wagen.
(Während der Stillphase war an eine schnelle Einheit nicht zu denken, da Laktat in die Muttermilch übergeht und diese übersäuert wird. D.h. dass das Baby eine saure Milch nicht getrunken hätte.)
Gesagt, getan. Die ersten schnellen Versuche waren selbstverständlich sehr hart, der Körper ist ja so eine Maximalbelastung nicht mehr gewöhnt.
Vor über einer Woche habe ich mich dann ganz plötzlich und völlig unerwartet für einen Probestart bei den österr. Duathlonstaatsmeisterschaften entschlossen.
Diese Entscheidung hat mich übrigens viel mehr Überwindung gekostet als die Wiederaufnahme meines Trainings. Die ganze Woche über hatte ich mit mir selbst gehadert, ob diese Entscheidung klug war. Ja, sie war's doch ...

• Ulrich Katzer, Triathlet

So kommentiert X-Terra Triathlon Weltmeister Ulli Katzer seinen bisher größten Erfolg:

Mir ist es super gegangen. Ich konnte mir heuer die Kräfte gut einteilen und somit konstant bessere Zeiten als im Vorjahr erzielen. Ich bin in 3:03 h Weltmeister der Klasse M40 (60 Starter) mit über 9 Minuten Vorsprung geworden. Insgesamt war ich damit zehntbester Amateur (zweitbester Österreicher) und inkl. Profis konnte ich den 43. Rang (600 Teilnehmer) erzielen. Gegenüber dem Vorjahr habe ich mich um 12 Minuten verbessert, davon die Hälfte beim Laufen. Mir ist es – dank der Unterstützung von Harry – echt gut gegangen und ich war im Ziel überhaupt nicht fertig (wie bisher). Dabei ist mir aber sicher der bewölkte Himmel zugute gekommen, dadurch war es nicht ganz so heiß. So, jetzt habe ich mein großes Ziel erreicht und werde die nächsten Wochen nutzen, um mich etwas zu erholen und neue Ziele zu definieren, denn jetzt macht es noch viel mehr Spaß und mir hat es vorher auch schon gut gefallen. Außerdem wurde ich inzwischen vom Österreichischen Triathlonverband fürs nächste Jahr in den Duathlon-Nationalkader nominiert, d.h. noch mehr Gas geben als bisher.

Maui/Hawaii, Oktober 2007

• Maria

Hi Harald,
... ziemlich hektisch die letzten Wochen, daher verspätet meine Antwort. Also:
VORHER: Vorfreude auf die Tatsache, dass ich mir selbst was Gutes tue (tun lasse) bzw. Dankbarkeit, dass ich es tun/mir leisten kann.
Psychisch wieder allgemein gut drauf – mit kleinen Durchhängern zwischendurch.
WÄHREND der Energiemassage: kann mich sehr schnell fallen lassen, in mich selbst versenken und mich spüren: totale Entspannung wechselt mit spürbaren Energieschüben/Strömen; dann wieder mentales Abheben in lichte Höhen – eine Art Schwebezustand verbunden mit viel Lichtenergie von oben. Totaler physischer und psychischer „Genuss", wiederum verbunden mit Dankbarkeit.
NACHHER: Unmittelbar danach so in Richtung „positiv erschöpft und müde" aber komplett relaxed. Vorübergehend durchaus weniger körperliche Beschwerden/ Schmerzen.
Einzig an der körperlichen Nachhaltigkeit (= anhaltende Linderung der Beschwerden) hapert es; aber dasselbe Problem hab ich auch mit anderen Methoden wie Shiatsu, Yoga etc. Psychisch und mental bringt mich das Alles sicher weiter.
Freu mich schon wieder auf das nächste Mal.

- **Nicole**

Schon jetzt spür ich, wie mir die Übungen unglaublich guttun, die Du mir gezeigt hast. Ich habe eine große Freude und lass jetzt meine Schilddrüse täglich ein paar Mal ganz bewusst singen und flattern, das ist sehr schön und fast unglaublich was sich dabei alles bewegt. Es gelingt mir noch nicht ganz, die Luft aus dem Bauch zu bekommen, aber es klappt bestimmt bald.
Ich wünsch Dir noch einen unwiderstehlichen Tag und sag noch mal DANKE!!!!
Alles Liebe

- **Mag. Gerald Prucher, Wirtschaftstreuhänder in Graz**

Betrifft: Massage unserer Mitarbeiter!
Die Motivation, unseren Mitarbeitern wöchentlich eine Massage zu gönnen ist folgende:
Wir sind der Meinung, dass ausgeglichene und körperlich fitte Mitarbeiter auch leistungsfähiger sind. Wir sehen diese Sozialleistung auch als Bonus für die gute Arbeit, die unsere Mitarbeiter bringen. Außerdem haben wir alle einen sitzenden Beruf und daher ist eine Massage, insbesondere im Hals-, Nacken- und Rückenbereich als sinnvolles Gegensteuern gegen Verspannungen und Abnützungen in diesem Bereich zu sehen.
Wir genießen einmal pro Woche abwechselnd eine Energiemassage mit vielen effektvollen Energietipps bzw. eine Sportmassage.

- **Markus Schmaranzer**

Hallo Harald,
seit unseren letzten Treffen hat sich bei mir sehr viel verändert. Ich habe mir das Gespräch nochmal durch den Kopf gehen lassen, und dann beim nächsten Rennen in Italien ist es mir SEHR gut gegangen.
Ich bin im Riesentorlauf einmal Bester des Jahrgangs 92 geworden. Und auch im Slalom im ersten Durchgang hatte ich einen Vorsprung von fast 1,5 Sekunden. Da ich im Slalom noch nicht konstant bin, bin ich im zweiten Durchgang etwas zurückgefallen. Bin aber noch immer Dritter vom Jahrgang geworden.
Ich habe nur ein Problem: Der Ausschlag auf meinen Händen hat sich nicht gebessert. Ich mache zwar die Atemübungen mehrmals täglich und verwende regelmäßig deine Creme. Aber er geht einfach nicht zurück. Ich würde mich auf eine baldige Antwort sehr freuen.

Ich bin für jedes Feedback dankbar, denn jeder Mensch ist anders, fühlt anders, reagiert anders. Jedes Feedback hilft mir, meine Energiemassagen weiterzuentwickeln. Damit hilft es auch dir und jedem anderen Menschen, der zu mir kommt.

Therapieplan eines Kindes:

1.) Die übungen beim Mund

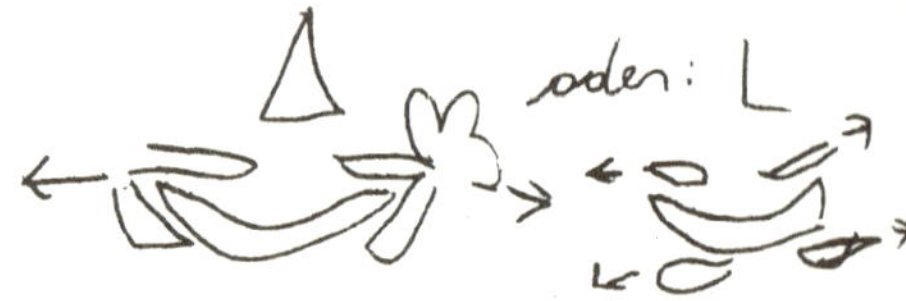

5, 10, 15 mal

5, 10, 15 mal

2.) Am Hals Klavir spielen dan die zwei Hände an die Brust legen und ein ardmen wen du wieder langsam die luft aus lest geht die linke Hand ~~mit~~ mit

3.)

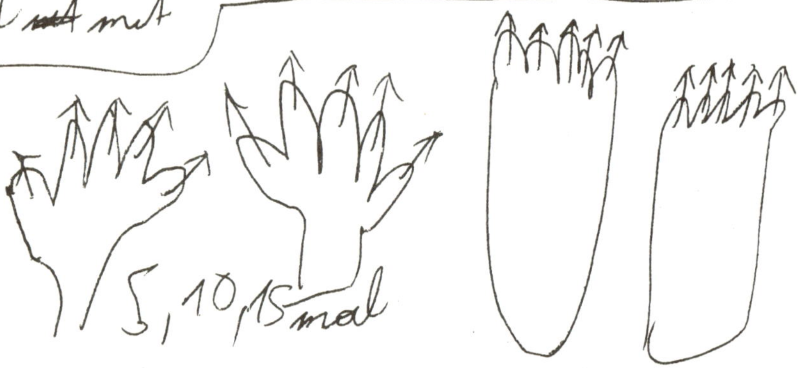

4 Mit den Zähnen reden. 1, 2, 3, 4

einer großen Zettel ~~x~~ mit Wut schreiben dan ferbrenen D

Jeder Tag ist ein Gewinn –
und nicht verlorene Mühsal!

Harald Wally

Literatur & Filme

Ich ging und gehe noch immer einen oft einsamen Weg abseits beschilderter Denk-Routen und geistiger Trampelpfade. Und immer wieder haben mich Bücher und Filme gefunden, die mich in der Richtung meines Weges bestärkt und mir die Richtigkeit bestätigt haben. Die mir wichtigsten führe ich hier an:

Louise L. Hay
„Heile deinen Körper – seelisch-geistige Gründe für körperliche Krankheit"
ISBN 3-363-03087-8, www.luechow-verlag.de

Manfred Glojek
„Umdenken – der Weg aus der Krankheit"
ISBN 3-901384-05-7, Eigenverlag

Neale Donald Walsch
„Gespräche mit Gott – ein ungewöhnlicher Dialog" (Band 1)
ISBN 3-442-30737-6, www.goldmann-verlag.de

Rhonda Byrne
„The secret – Das Geheimnis" – Film & Buch
Das Geheimnis ist durch die Jahrhunderte gereist ... um Sie zu erreichen.
ISBN 978-3-442-33790-3, www.thesecret.tv

Esther und Jerry Hicks
„The law of attraction"
ISBN 978-3-7934-2124-5

„Die Prophezeiungen von Celestine" – Film
Es gibt noch eine andere Welt. Genau vor unseren Augen.
www.celestinederfilm.de

„Bleep – down the Rabbit Hole" – Film
Das Mysterium geht weiter.

„What the Bleep do we (k)now!?" – Film & Buch
Ich weiß, dass ich nichts weiß!
www.horizon-film.de

„Wie im Himmel" – Film von Kay Pollak
Es ist ein Abenteuer, das eigene Paradies zu finden.
www.paramount.de

„Hinter dem Horizont“ – Film von Vincent Ward
Das Ende ist nur der Anfang.

„Don Juan de Marco“ – Film
Der größte Liebhaber der Welt.

„Die Möwe Jonathan“ – Film & Buch
Du hast die Freiheit, du selbst zu sein, dein wahres Ich,
hier und jetzt, und nichts kann dir im Weg stehen.

Du kannst niemanden
etwas lehren,
du kannst nur die
Neugierde erwecken.

Harald Wally

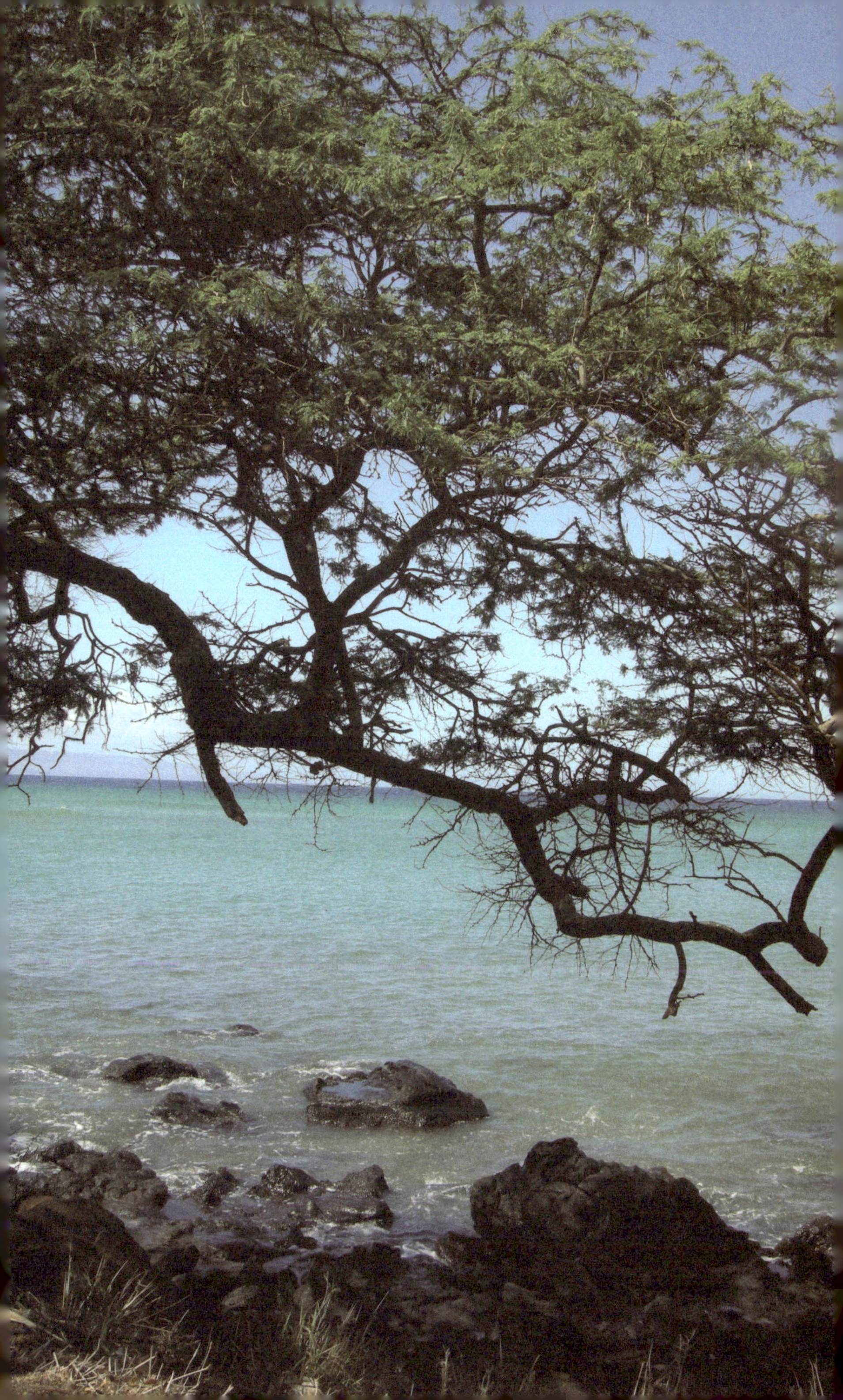

Haftungsausschluss

Alle Ratschläge, Vorschläge und Hinweise in diesem Buch sind vom Autor sorgfältig geprüft und erprobt worden. Die beschriebenen Methoden ersetzen ärztlichen Rat und medizinische Behandlung oder Therapie nicht. Die Anleitungen sind mit größter Sorgfalt erstellt und werden nach bestem Wissen und Gewissen weitergegeben.
Dennoch übernehmen Autor und Verlag keine Haftung für Schäden irgendeiner Art, die direkt oder indirekt aus der Anwendung der Angaben im Buch entstehen. Anwendungen am menschlichen Körper beruhen stets auf individuellen Entscheidungen, auch bei Selbstanwendung liegt die Verantwortung für körperliches und emotionales Wohlbefinden beim Anwender selbst.